Lesson 1

第1课

人人都要坚信自己能活到100岁

人人都能活到100岁
重要、易实践的健康基础课程

【美】A.维克多·赛格诺（A. Victor Segno） 著

胡彧 译

中国出版集团　现代出版社

A. 维克多·赛格诺（A. Victor Segno，1870—1937），美国最有影响的灵修和"新思想"作家之一、"心灵主义"学说的创建人。他曾在洛杉矶创办"赛格诺成功俱乐部"并招收会员，向他们传授成功及健康的经验和方法，通过简单的训练感受心灵疗法的神奇功效。赛格诺非常重视精神的作用，他认为成功和在生活中获得幸福，心境平和及心灵修养是大前提。

赛格诺成功俱乐部本身就非常成功，学员趋之若鹜，纷至沓来。赛格诺成功俱乐部创办的初衷就是使会员通过心理和精神修炼达到成功，当然这个成功概念不仅限于单个人的提升，重要的是让所有会员通过灵修和心理修炼，及会员之间的心理感应，互相达到一种"和谐"的状态，最终让所有会员获得成功和生活的充实感、幸福感。赛格诺成功和健康课程的神奇效果推动着赛格诺的事业进入了鼎盛时期。后来，他进一步扩大事业的规模，在美国回声公园（Echo Park）湖畔建了一座两层的小楼。该建筑包括演讲大厅、八角形的接待室和颇具特色的圆屋顶。这座建筑立即抓住了湖畔漫步者的心灵,甚至连几岁的儿童都对其充满憧憬。时至今天,赛格诺成功俱乐部在赛格诺先生去世多年后仍遍及世界各地,而且还在不断壮大。

赛格诺的著作颇丰,除本书外,还有《心灵主义法则》《美好婚姻造就幸福的一生》《记忆力的秘密》《生命的意义》等。

前 言

PREFACE

人类在有限的生命当中，始终怀揣着各种美好愿望。也许正当我们打算逐个来完成愿望的时候，死神却忽然到来，夺走了我们的生命。我觉得，人的一生都在为自己的事业努力拼搏，到最后却始终未曾享受成功的结果，实在很不公平。

因此，我决定找出原因，并尽可能对症下药，以求解决问题。

我的发现和实验最终证明，忽视养生之道，是我们短命的罪魁祸首。而我接下来要提倡的养生之道完全禁得起考验，我期望把这些东西教给那些渴望长寿的人们，以便他们从中受益。

如果你坚持认真地按照我的办法去做，我保证，活到100岁对你而言，绝不会是一种幻想。

——A. 维克多·赛格诺

目 录

CONTENTS

第1课　人人都要坚信自己能活到100岁　1

第2课　恢复身体机能的自然疗法　11

第3课　如何才能做到健康长寿　19

第4课　意念的力量　31

第5课　学会全神贯注　41

第6课　呼吸之道　53

第7课　简单且合乎自然的锻炼方法　65

第8课　学会放松和保证充足睡眠是健康的基石　81

第 9 课　我们应该吃什么　95

第 10 课　沐浴的功效　109

第 11 课　穿衣之道　117

第 12 课　如何追回逝去的青春　127

第 13 课　让美丽伴随我们一生　139

第 14 课　爱和婚姻让生命更长久　149

第 15 课　避免突发事件　159

第 16 课　毕生都要坚持的健康准则　167

活着是人类最普遍的愿望之一，大自然赋予了我们求生的本能，正是依靠这种本能，我们在漫漫人生路途中，才坚持自己的追求而不懈怠。我们一度欣羡、梦寐以求期望成为身心完美之人，没有烦恼和痛苦。然而，因为种种困难的刁难和折磨，那些对生活缺乏信心的人最终走向了自我毁灭。幸运的是，我们所有的快乐都源自丰富多彩的生活，我们的奋斗因而底气十足。生活意味着健康，而健康正是生命的重要内容。失去健康，生命也不可能多姿多彩。当我们越发取得成就的时候，自然而然就期盼能节省出更多的时间来完成事业，并最终享受这成果带来的财富和名誉。对生存的渴望越强烈，生命力越强大，而大自然可以满足每一个人的正常需求。

一组人寿保险数据清楚地显示出，在过去20年里，人均寿命正大幅增加。因此对保险公司来说，调整其运营方式和服务类型变得迫在眉睫，他们必须因人而异，为不同的年龄群制定不同的保险费率，为不同的客户设定不同的需求、提供不同的服务。这是个显而易见的事实，因为它与你的生命息息相关。然而，与以往人们所实现的愿望相比，对未来的希望与期待大大超出现在，因为我们正处在一个科技创新的时代，我们完全可以成为自己身体的主宰，保持健康、留住容颜，如此才能在生命被延长的后续过程里，追求愈加丰富的人生内涵。以前，人们对自己的身体构造和养生保健的知识都知之甚少，可现在，他们对自己的身体状况已经了如指掌，不再害怕死神对我们的窥探。

为满足大众对长寿和健康生活的需求，在下面的课程中，我将为大家提供详细、明确而又实用的指导，期望每个遵循此指导的人能够身心健康，以最佳状态活到100岁，甚至更长。据报道，目前寿命在100岁以上的老人，世界上已有上千人之多。这充分证明了人类平均寿命的突破和超越并非痴人说梦。现在也许只是几千人，然而，到了下个世纪就会有数百万人加入到长寿的队伍中来，该目标的完成指日可待。以前人们总是怀着敬畏的心情和惊奇不已的目光来看待那些百岁老人，仿佛这些人能长寿纯粹出于一种神秘的力量，是大自然对他们的特别恩赐。这是严重的误解，因为大自然也总试图为我们每个人创造丰富多彩的生活。可惜，人类常常在无形中给自己设置种种障碍，阻碍了自己的健康和长寿之路。年逾百岁的男人和女人并非拥有什么特异功能，他们不过是经常有意无意地调节自我，使自己能够与生命的机理保持一致，和大自然保持一致，因此得到了自然给他们的馈赠。

请大家坚信一个理念：美丽健康、长命百岁是完全能够实现的，不如仔细设想一下长寿的诸多好处吧。拥有长命百岁的愿望值得肯定，而那些坚持不懈获得健康、留住容颜的人们则更让人称赞。那些步履蹒跚的老人，他们孩子般天真的话语虽能博得人们的欢欣，但绝非我要展示的百岁老人形象。我心目中的百岁老人是身体健康，快乐、智慧地过好每一天；他们在为事业奋斗的同时，依然可以快乐、充实、健康地享受着无限美好的时光。我想这样的描述，一定会让大家对我理想中的百岁老人的认识有个更清晰直观的印象。

有些人虽然没有特定的生活规则，却依然活到100岁，这绝不是偶然现象。因为大自然的一切偶然现象都有必然性。那些不通过刻意努力就能活到100岁的老人，一定是在无形中依循了大自然的规律，因此，即便他们没有太过注意卫生条件的落后，却依然可以长寿。这并不是说生活规则不存在，而是他们没有严格去注意，他们的一些良好生活习惯刚好抵消了另一些不良习惯的影响，从而维护了自身平衡。他们如果完全按照正确的生活规律生活，毫无疑问，寿命还会更长。虽然一些人忽视了生活规律，仍能获得长命百岁，可如果你刻意效仿的话，结果只会适得其反。相反，如果你坚持按照我在课程里提出的要求去做，你就可能实现渴望已久的目标。

有的人忽视了这些规律，结果早早地进入坟墓，这不值得。在人们越来越关注长寿话题的如今，常常会有人这样问："我怎样生活才能延年益寿呢？"我可以告诉你，你能问这样的问题非常聪明，你今天的生活方式将决定你未来的健康和幸福，换句话说："种瓜得瓜，种豆得豆。"未来你长寿或短命、健康或疾病、快乐或悲惨，都会在今天埋下伏笔。

你一定读过庞塞·德·里奥追求健康长寿的浪漫故事吧。他踏遍了佛罗里达的山谷和森林，只为了寻求传说中能让人留住青春、健康和美丽的神秘喷泉。因此，他注定是要失败的，虽然他的愿望美丽动人，但他的方法不切实际，他犯下一个严重的错误，他不该和今天许多人一样，相信青春和健康只取决于外界条件。懂得健康和科学生活的人们都明白，唯有靠我们自己才能留住青春。然而，许多人意识不到这一点，转而向药罐子求助，这样反而损害了自己原本健康的身体，反而让自己的身体遭受了不必要的侵害，因此远离长寿。那些把药物看成救命稻草的人最终发现，他们依赖的"救世主"正在摧残着他们的身体。可到了那个时候，往往为时已晚。

大自然可以帮助我们治愈疾病，而不仅仅是通过药物。人类制造的药物没法与大自然抗衡，所以我们有时强调，要抛开错误的依赖心理，潜心研究真正有用的办法，并身体力行。这样，人们将会惊喜地发现，我们自身已经成为一个源源不绝的喷泉。如果能充分意识到这点并加以发掘，就能让身体的各部位如沐春风、活力四射了。

年轻美丽的生活的确令人向往，而老态龙钟之躯总是令人厌恶。因此我们如果想让自己的胸怀大志和聪明才干在某一领域得到发挥并有所建树的话，尽可能留住青春，保持身心健康是我们首先必须重视的。积极进取的人士急切地想知道如何保持活力、延长生命，正是为了完成自己的抱负。我觉得，一旦他们懂得了长寿之道，他们就能意志坚定、精神饱满地去追求自己的理想，把握人生的各种机会，投身到创造高质量生活的工作中去。

我们发现，总是那些身强力壮的聪明人最渴望长寿，恰恰是那些胆小懦弱的人一心想着逃离尘世。聪明人明白，活得越长久，完善自我的机会就越多，就有更多时间陶冶情操，享受美好生活带来的乐趣，因此，善待自己，造福他人。

有时，当一个人的事业发展到顶峰，正要宏图大展，开拓新领域的时候，忽然就感到力不从心，开始走下坡路。过去积累的经验与智慧本可以为他创造更大的财富，偏偏在这时，他的身心疲惫让他心有余而力不足。因此，到了今天，我们绝不允许此类悲剧的重演，阻碍我们前进的步伐。

时代在发展，新的发明创造更是层出不穷。我们认为，只要不懈努力，我们就可以让自己的子孙后代生活得无比美好。事实上，未来总比你我想象的要更加绚烂多彩。因此，同那些敢想敢做的人一样，你一定也渴望健康长寿和精神饱满地去享受幸福。

随着人类智慧的日益进步，人们将不断战胜疾病、摆脱贫穷、消除痛苦，并不断地积累财富，实现和谐幸福的生活远景和目标，而我们所生活的地球也将变成一个真正意义的天堂。我有理由让你相信，奇迹必然显现。因此，你有必要充满自信地投入精力，坚持不懈地将这些原则付诸实践。我希望你明白，能活多久并不重要，重要的是我们活得越久，对于生活的创造和贡献也就更多，而我们的生活质量也将因此而迅速提高。

因此，我们的目的就是尽可能地提高日常生活的质量。你将发现我教给你的，并不是为了满足一己之欲的求生方式：没有生命，一切无从谈起；而失去了健康、充满活力的生命，我们的人生将黯然失色。我们都清楚"适者生存"的法则，因此为了生存，我们每个人都渴望健康长寿。假如你想健康地活到100岁，你必须先有这个伟大的愿望。空想是无用的，你必须通过脚踏实地的努力获得长寿。大自然特别残酷，它要淘汰弱者；但也很公平，它让适者生存。读完这本书，你就会知道你也可以活到100岁，并且能像那些25岁的小伙子一样，身强力壮、思维敏捷、耳聪目明。活过100岁并不意味着衰老，它代表的仅仅是生命的又一个高峰。

现在认真、客观地评价一下你自己。镜子中的你是什么样子的呢？你看起来朝气蓬勃、活力四射、美丽大方吗？如果幸运的话，你可以这样保持100年，或者你看到的自己顶多还只是中年？你正处于年轻和衰老的分水岭吗？如果答案是肯定的，本书的课程可以教你如何延年益寿、延缓衰老。你在镜子中看到岁月的痕迹后，是不是会觉得一切无法挽回、一切都太迟了呢？不，不是这样，只要你愿意为重振自我付出最大的努力，衰老的痕迹就会褪去，你的意志力会增强，记忆力会提高，身体也将重新焕发活力。

通过本章的介绍，你大概应该明白我的课程是教人们如何延年益寿的。在接下来的课程中，我将告诉你如何调整身体机能，以及一些指导性原则的帮助。有的人做不到，是因为他们的生活里缺乏清晰笃定的目标，他们大概会有模糊的愿望和想法，却没能全力以赴。好的射手必须集中精力瞄准靶心，才能做到有的放矢，所以读者心中必须始终拥有这个美好愿望，并愿意为实现愿望全力以赴，做到这一点，长命百岁绝不会像硬骨头一样那么难啃。

Lesson 2

第2课

恢复身体机能的自然疗法

你一定想知道人体是如何重获新生的吧！接下来我就为你揭示人体那神秘且系统完整的新陈代谢过程。

我们一般把出生看作生命的开端，把死亡看作生命的结束。这种想法其实是错误的，因为几乎无时无刻，在体内生与死的更迭都在上演，生命是生与死、破坏与重建这样一种持续不间断的过程。人体内的各种分子、原子随时随地发生变化、改变形态。你摄入的每一份氧气都会使一些新的细胞或组织生存下去，而你吐出的每一口气则会将体内的废物清除一空。你每喝一点水，吃一点东西，你的身体都在发生改变。通过循环往复的新陈代谢，你的整个身体机能几乎不需要一年时间就已经大大得到改善。想想吧，12个月后你看到的将是怎样一个崭新的自我。

之所以你未曾注意此种变化，是因为这变化是循序渐进的。日常活动使衰老的细胞分子和原子被新的分子和原子取代，如此更迭，人体总有一部分还是簇新的。从这个角度看，某种形式的死亡恰恰意味着新生命的诞生。生命不断变化,然而,该变化只有破坏原有的组织结构才能发生,没有细胞的死亡,我们就不可能从事各种各样的活动。这一点同人们的传统观念大相径庭,理解不了这一点的人总认为生与死是一组矛盾,从而打心眼里排斥死亡。

从科学意义上讲,有两种死亡形式:一种是肉体的消亡,另一种是分子的嬗变。肉体的死亡就是人完全停止了呼吸,这是最终的死亡;而分子的死亡并非如此,它只意味着那些衰老的细胞被排出体外。我们应当明白,分子的死亡是一个有益的过程,排出病变分子的过程就是吸收新分子的开始。死亡只是个仆人,它提供的这种服务,对于我们延续生命、享受生活至关重要。分子死亡可以清除体内垃圾,倘若这些垃圾在体内堆积过多,就会腐蚀身心,催人衰老,让肉体的消亡提前来临。

既然死亡是生命的必修课,大家就得意识到它的重要,并尽可能配合完成。想要长寿首先得有一个良好的心态,遵循生命的自然。许多人认为自己没法健康美丽地活到100岁,是因为他们总是与死亡抗争,到头来却得不偿失。

当一个人正确地理解生命,不再与死亡较劲,他获得长寿的概率才会大大增加。因为只要我们还在呼吸,死亡就不可阻止。我们生活的世界时时刻刻都在进行生死较量,当你明白了这个道理以后,死亡也就并不值得惧怕,也不用费尽心机去战胜它。记住,要想健康长寿,并没有什么敌人需要你去打败。只要你越发懂得新陈代谢的基本规律,你就会明白,大自然并没有和你作对,相反,它是在尽可能地为你创造条件。认真思考一下这个问题,你会发现,许多时候,正是由于人类没有理解并主动遵循生命的自然规律,才导致了肉体的消亡。

后面有一课,我将解释疾病不是人类的敌人,而是大自然努力帮助我们排出体内毒素,因此面对疾病也就不必大惊小怪。所以不要恐惧和仇视疾病,把心态放好,协助大自然尽快行之有效地处理废物,生命才能得到休整而健康。

生命犹如奔腾不息的河流,时时刻刻都在运动。只有如此,新的才会替代腐朽的;只有改变旧事物,新事物才能诞生。这种替代对于留住青春格外重要,它使得进化能够发生。如果我们保持体形不变,我们就不会成长,锻炼不能促进肌肉生长,食物和空气也不能加速血液循环。如果我们体内不发生变化,那我们就没必要吃饭增加能量、提供养分,我们就会形容枯槁,像面如死灰的大理石雕塑一样,毫无生气。没有变化就没有生命,如果分子结构不发生改变,我们的身体就要面临死亡的威胁。

在正常的生理条件下，人体内旧的、衰老的分子会被新的、活跃的分子所代替，长寿的秘诀就在于懂得如何提供用等量的新分子赶走那些衰老的分子。如果一直保持良好的心态，并适度讲究卫生的话，永葆生机不是痴人说梦。你终会发现我并不是要告诉你如何保持形体及体内的元素100年不变，而是要教会你如何让体内分子的变化和转换持续下去，这样就可以如你所愿地留住青春。

祈求神的庇护不是长寿秘诀，不用说100岁，就是一个小时都做不到，因为神是无法帮助你达成这个心愿的，神只能使你获得安慰。科学实验证明，在正常条件下，通过体内的新陈代谢过程，人体系统每12个月就会被打破一次、重建一次。想想这对你意味着什么，想想身心健康给你带来的诸多好处和机会吧，如果现在你仍感觉身体欠佳，那就开始自我调整吧，一年之后你将变得满面春风、神采奕奕。你必须学会重塑自我，让自己发生变化，进而改善自己的身体状况。

而改善我们身体状况的关键就是人体内不断发生的新陈代谢。它的持续循环可以让人不断发展壮大，这种持续不断的过程会使我们越来越健康、越来越强大和美丽。尽管我们家族内可能继承了一种遗传病，但只要不懈地努力，战胜这些先天缺陷，让自己日益强壮起来，这绝不是什么不能攻克的难题。

　　人们常常认为，人一出生，体内就停止了运动，那我不得不告诉你一个新的道理：生命不息，运动不止。我们在不断获得重生，因为我们的思维和习惯使得体内不断有新分子诞生，大自然为我们提供了外部条件，现在就看我们自己如何更好地利用这些条件，主宰自己的身体，使自己更加健康长寿。

　　那些没能活到100岁的人只能怪自己，不必怨天尤人，万能的上帝可不愿早早夺走某个人的性命，这和他最初造人的初衷完全是背道而驰的。

　　本课讲的始终都是一些至关重要的原则，大家只须反复阅读，就能深刻理解。你将如何在岁月的流逝中留住青春、保持健康，这一课中的许多重要原则，你需要懂得和理解。这里有必要再次强调，生和死并不是一场你死我活的角斗，而是一种友好的互相帮助。等你清楚地认识到这一点，你就会去努力遵循生命的自然进程。在接下来的课程里，我还将告诉你如何促进体内的新陈代谢，避免能量的损耗。通过这样的方法，达到身心健康、活力无限、青春常在，对你而言，那将是非常完美的事情。

Lesson 3

第 3 课

如何才能做到健康长寿

现在，依然存在许多课程教授人们保持身心良好，然而，除却一些极少数的特例外，大多数人都只偏重于某一特殊领域的开发，忽视了全面、均衡、和谐的发展，而注重全面开拓，才是人类实现长命百岁这个伟大梦想的开门钥匙。

如今，人们越来越认可思维变化对人体健康产生的巨大影响，数以百万计的人们依靠意志力的伟大力量来改善自己的健康。所以，人类能否保持健康长寿，心态也是一个关键因素。不过，心态只是博大精深的养生之道的一小部分，保持良好的心态固然重要，其他重要的因素也不容小觑。我们应当注意卫生，包括锻炼、饮食、洗澡、正确的呼吸以及其他方面的养生保健，这样，各方面都能均衡发展，效果才能因此最佳，实现人类活到100岁的伟大梦想才能更早一些实现，如果忽视了任何一条，都会让这个伟大梦想不幸夭折。

如果你想活到100岁，保持年轻、漂亮与健康，那么，你就必须让自己的生命力时刻保持旺盛。摒弃那些不良习惯以后,逐步养成能够增强自身活力的好习惯。一旦学会保持青春的活力,任何突如其来的疾病都无法刁难你。现实生活中,很少有人明白在日常生活中积聚能量的道理,所以,一旦出现紧急情况,他们有限的体力就变得不堪重负,在严重透支之后,结果就是被疾病打败,垂垂老矣。在生活之中,一些人常常会感觉体力不支,而另一些人则精神衰弱,倘若一时要面临巨大竞争,遭遇前所未有的压力,就会令他们崩溃,他们就得陷入筋疲力尽或心力交瘁的境地。假如这些人早一些领会到给自己身体补充能量的重要性,这种情况就会被消灭在萌芽状态。生活中没有人希望自己总是处于疲乏状态,但又不能保证能量不被消耗,所以你所能做而且必须做的,就是及时为身体补充新能量。

生理科学对于补充活力、强身健体固然起着至关重要的作用,但大家不能因此忽视心态对身体的影响和作用,因为这恰恰是健康的核心。了解了生理科学,你可以拥有发达健美的肌肉,引来旁人的羡慕,但缺乏一种良好的心态,再强壮的身体也会变得不堪一击。

有些人疾病缠身,但相信人定胜天,觉得坚强的意志可以克服一切,可同时也因为没能认识到意志力量的有限。对于健康知识的肤浅认识没能让他们意识到锻炼身体的必要性。他们只相信意识和灵魂才最有价值,对身体的健康却不屑一顾。健康乃是无价之宝,身强体壮会使我们拥有更多机会,让我们能够积极主动、认真诚恳、满怀热情地投身各种工作和生活。

如果人们想健康地活到100岁,必须做到下面三件事情:

1. 预防和治疗疾病。

2. 预防衰老。

3. 避免突发性事故。

不良的生活习惯会诱发疾病,所以最基本的要素就是预防疾病。如果你想享受百年年轻、健康、高雅的生活,你就必须坚定不移地遵守健康法则来预防疾病。

在这本书里,我将为大家提供一些实在的预防和治疗疾病的方法,倘若你认真仔细地学习了课程里的原则,并应用于日常生活,你就能保持健康美丽。即使你现在仍感觉身体欠佳,也不要沮丧,要坚信你的身体终会好转。

在我们周围,每年都有大量的人因罹患疾病而死亡,这大多是由于错误的治疗方式造成的。这种治疗疾病的错误方式,实在是令人大为诧异。当今,由于服错药物而致副作用产生,最后危及性命的例子不胜枚举,可有些人还堂而皇之地美其名曰"治病救人"。这些人令人同情,这个话题也因而非常严肃和关键。有些人原本生活习惯就不好,一旦得病,就寄希望于用药物治愈,这实在令人感到好笑。世界各地有许多著名医师曾不厌其烦地指出药物会致人死亡,但有些人依旧置若罔闻。

费城的本杰明·拉什博士曾说过:"我们加重了患者的疾病,增加了他们的不幸。我们因此经常为自己开出的药方感到脸红。"巴黎的默詹丽教授也说过:"我想帮人们治病,但究竟怎么治呢?先生们,大自然给予了我们很多东西,人类自己也创造了很多东西。医生呢,能不帮倒忙就谢天谢地了。"

当然,我并非排斥药物的使用,在大多数情况下,我们仍然需要通过医生的帮助来使我们重新获得健康。在这儿,我所要强调的是,我们不应该过度依赖药物的功效,而忽视自身的内在免疫力,以及大自然给予我们的种种恩惠。尤其是我们要千方百计地杜绝药物滥用和不恰当使用所产生的严重后果。

我们必须承认,大自然提供了诸多方法,能够帮助我们战胜病魔。所以我们要好好发现和利用大自然提供给我们的方法,而不是盲目地抵制它们。

在这本书里,我会努力让你明白人为何生病,这样你就能提前做好预防准备。许多人都认为疾病是身体的敌人，必须与之进行不屈不挠的斗争，这种认识是错误的，是一种错觉。疾病的实质乃是大自然帮助你清理身体内部的垃圾。这些垃圾如果在体内堆积过多就会导致死亡。

如前所述，人体内不断发生新陈代谢。各个器官和组织的分子不断发生裂变，并被新的、活跃的分子所替代，你千万不要以为这个过程对人体有害，恰恰相反，这是生命的自然组成部分。为了更精确地定义疾病，我把它理解为人类努力排出体内垃圾时伴随发生的一种不舒服状态。明白了这个简单的概念后，你就能做到预防和治愈疾病。

完全纯净的血液是健康的基础，如果能保持血液的纯净，那么你就能预防疾病。疾病种类名目繁多，但归根到底都是大自然在努力帮助你排出血液毒素。疾病的诸多症状要看哪类器官或器官组织需要排出毒素，以及排出的数量和性质。

人们如果能保持血液纯净，并能小心地避免事故的发生，就能享受青春和健康所带来的乐趣。你要明白，用一生来细心呵护你的血液是多么重要，只有这样，你身体的各个部分才不会受到任何污染，才可以时时迸发出无限生机和青春活力。

一旦理解这个简单道理，你将避免许多不幸和悲剧的发生，也只有这个时候，病痛才不会困扰人类。大自然需要通过疾病为人类排出毒素，然而让人感到悲哀的是，身患疾病的人们却求助于毒害人体的药物，这难道不是给大自然增添负担吗？要预防疾病，就要防止体内垃圾的堆积，保持所有的排泄器官畅通，以便排出体内的日常垃圾。要治愈疾病，你就必须协助大自然，让体内堆积的致病的垃圾通通排泄出去，这样，血液才能够得以净化和保持。在接下来的课程里，我将继续叮嘱你们如何做到这一点。现在先简单地介绍一下。

　　第一是心态好。有些人可能觉得奇怪，但稍加思忖后，你就会承认人的思维是所有外在行动和变化的基础。第二是要想健康、年轻、美丽地活到100岁，必须注意饮食结构的均衡和食物的选择，包括数量的控制以及进食的方法。有句老话说得好，"病从口入"。这话一点都不假，可很多人不太注意这一点。他们甚至都没有想过，当他们坐在餐桌前狼吞虎咽时，他们正在危及自己的健康，为将来的病痛埋下一个祸根。有些人倒是知道，可没有及时行动；还有的人则相信只要服药，怎么吃都无所谓。你如果想活到100岁，就必须为自己制定更高更明智的目标。你必须下定决心，坚持只吃有益于健康和保持活力的食物。这种方式不会带来副作用，因为量身定做的食物也是最合你口味的食物。然而，不容忽视的是，大众口味并非一定健康标准，因为其中或多或少都有暴饮暴食的因素掺杂，幸运的是，健康的口味却很容易培养。你还得注意饮用纯净水。诸多疾病，尤其是衰老症状，通常就是饮水不当产生的。日常锻炼是养生的又一个组成部分，没有运动就没有长久的健康。不要认为年纪大了就不用运动，缺乏运动会导致肌肉僵硬和过早衰老，而适当运动则会让你保持健康、强壮，进而长命百岁。除了日常运动，肌肉的全面锻炼非常必要。人们平常的运动只能让某方面的肌肉得到锻炼，其他部分因此就会发育不良。如果想拥有强壮健美的身材，就必须注意身体的全面锻炼。你要明白，再强壮的身体也有致命弱点。面临外界压力的时候，脆弱部位会最先表现出不堪一击，随之整个身体也陆续崩溃。本课我将告诉你如何通过全方位的锻炼来强健体格，只有这样你的身体才会变得无懈可击。

　　放松和休息也很重要，人们几乎不懂得如何放松，让身体处于最佳状态。他们醒来后接着去睡，日日夜夜处于精神紧绷的状态，久而久之就会神经衰弱、缺乏活力、体力透支。

　　保持长寿健康还有一个必要条件，就是要懂得正确呼吸。空气是真正的长生不老药，许多人就是因为呼吸不当而死亡。没有食物我们兴许还能坚持一段时日，但没有了空气，我们连几分钟都扛不过去。

还要注意的是，衣着也会对健康长寿的生活造成影响。我还会谈到洗澡、晒太阳和空气浴。皮肤是最为重要的排泄途径之一，因此我们要特别呵护它。

我们还必须遵守恋爱和婚姻法则，它们也会影响健康长寿的生活。很多疾病和早夭就是因为破坏这些宝贵法则导致的。许多人在这方面很草率，结果过得很不幸福。总之，大家如果想拥有健康、青春、美丽和长寿，就必须全面调整自己的生活，遵循大自然的规律。读到这里你可能认为我们已经大功告成，但我要说的是，情况绝非如此简单。我们都是习惯的奴隶，一件事情做久了，就养成了习惯，回头想一下，如果遵循了大自然的法则，其实实现健康长寿的愿望远比想象中简单。

长命百岁或活得更长久是伟大的愿望，值得每一个人为之倾注心血。倘若你在日常生活中能彻底贯彻上述原则，很快就会取得成效。当你发现因自己改变原来的生活方式而使身体状况越来越好，你会欣喜若狂，你将变得开朗、幸福、健康和强壮。你的记忆力会大大增强，你的精神状态会焕然一新。等你的每一条经脉、血管、神经与肌肉都迸发新活力时，你就会承认你所有的努力都已经得到大自然丰厚的回报。你不用再害怕过早衰老或早早死去，相反，你会神采奕奕地展望更加充实、灿烂的明天，信心十足地等待未来给你的无限精彩。

Lesson 4

第4课

意念的力量

很少人能理解良好的心态让人强壮、健康、长寿的神奇力量，这绝非夸大其词。然而在最近10年里，有些人（相对而言）已经意识到了良好心态所蕴藏的无穷力量。他们凭借自己的这种力量取得了巨大成就，而主要原因，就是他们中的许多人已经在尝试拥有良好心态，懂得借助意识的力量控制健康。

从古至今，世界上伟大的思想家都承认意识所具有的力量，而凡夫俗子则坚信这些伟人的成就归功于他们的天赋。其实伟人们只不过是注意到了意识的积极作用，并使其为己所用。

本课我将着重解释意识对健康和生命产生的影响，并指导你运用意识的力量活到100岁，让自己永葆青春、魅力无穷。

首先你必须承认，意识虽然敏感纤细，但它的力量却比电流强大得多。意识以大脑为枢纽，通过神经系统传达给体内的每个细胞，明白了这一点，你就能或多或少地理解意识对身体产生的作用。

　　从科学的角度讲，实践证明了人的每种意识和情感都会激发身体器官的反应和变化。人们发明了一种可以准确记录各种情绪变化的工具。比如，人们用一根管子向某种特殊的液体吹气，液体的颜色就会随之发生变化。喜怒哀乐因此各有色彩，这说明人们的情绪会影响到呼吸，并进而影响到所呼出气体的成分变化。

　　从准确的角度讲，成千上万人的亲身经历，也佐证了身体状况会随着情绪发生变化的事实，换句话说，有什么样的情绪就有什么样的身体状况。想长寿、健康、有活力，你就必须学会控制自己的行为和思想，必须经常保持愉快的心情，这将为你增添活力，让你焕然一新。你必须记住意识才是力量所在，它就像一块磁石，让你达到身心与万物合一的境界。因此，你要时刻鼓励自己快乐、奋发向上、积极自信、勇敢大方。这类美好的思想暗示充斥你的大脑时，就会马上被神经系统传达到身体的各个部分，甚至能到达最远的神经末端。它们就像天然的滋补品，让你的每个器官如沐春风，再现活力。你千万不要让自己陷入悲观气馁、焦虑惶恐、好争吵、喜仇恨、烦躁易怒的情绪当中，因为这些情绪带来的负面影响会加速衰老。这些恶劣的情绪会分泌毒素，渗入血液，进而推翻你为健康事业所做的一切努力。

许多人因为心理作用，就以为自己患病或染上了不治之疾，结果本来好好的身体因此垮掉了。许多生活在大城市的人也会经常胡思乱想，惶惶不可终日。有的担心失去钱财，有的怕失去地位，有的则因为担心孩子会突然丧命而沮丧无比，因此这些人整天苦恼不已。恐惧、怯懦、悲伤、愤怒、忧虑一股脑涌进身体，让血液发生化学变化，进而荼毒身体。一个总觉得自己心悸、眼花的人，多半会中风，这是因为长期的恐惧在体内积压的缘故。有很多人心脏本来很健康，一旦身体稍有不适就认定是死亡的前兆。报纸经常提到遗传病的可怕，让人们以为自己生下来就没治了，这样的报道不切实际。其实，如果有正确的生活方式，并经过一定的治疗，遗传病照样能得到缓解或根治。

你可能会问："如果我天性喜欢胡思乱想，我怎样才能让自己放松心态呢？"这是因为你没有正确认识你自己的能力。胡思乱想不是你真正的天性。整日满脑子都是些有害身心健康的想法和情绪，久而久之就会养成习惯，自然而然地就觉得自己得了某种病。你应该把自己看得很强壮、高贵、热情洋溢，相信自己体内潜伏着一股战胜疾病的巨大力量，能让你摆脱疾病的困扰，不再成为疾病的奴隶。相信自己，勇敢地站起来吧！摆脱那些消极、压抑情绪的影响，你的生活就一定会充满阳光。由于无知、猜忌和自我怀疑，久而久之，你就会形成固定的心理暗示，觉得自己的身体状况没法改善，没法长寿。这是因为你太低估了自己的能力。错误估计自己的后果，使长寿离你更加遥远。因为你还没去做，就认为自己的能力达不到。莎士比亚不是说过吗？自我怀疑是个叛徒，它让我们畏缩恐惧，放弃了那些原本属于我们自己的东西。如果连试的勇气都没有，我们又能做成什么事情呢？

另外，如果你对自己有信心，能保持有益于身体健康的积极心态，那么你很快就能保持"积极思考"的心态。知道"积极思考"的含义吗？那就是，积极的心态能够帮助你强身健体。心态可以促进健康，也能破坏健康，我们心中憧憬的理想蓝图，正是因为心态作为"建筑师"和"建造者"才能完成的。健康与活力取决于我们的心态。

然而，有一个事实不容忽视，那就是所有的心态都会影响到你能否健康长寿。快乐向上能有力地促进健康，而真正的发自内心的快乐才是健康之本。人们如果想长寿，就要多笑，而且要发自肺腑地笑。我所认识的百岁老人永远都在看事物积极的一面，他们性格开朗、言语慈善；他们总想着如何改善自己的生活，同时帮助朋友。正是这种意识的巨大力量不仅保证了他们的长寿，更让他们能够帮助朋友。因此即使哪天死了，他们也能永远地活在世人心中。

还有一个原则就是永远保持年轻的心态。不要说："哦，天哪，我越来越老了，越来越不中用了，时光飞逝，我的日子不长了。"你要坚信你还年轻，纵使时光飞逝，你依然可以留住青春。生理学家都知道，人体内的细胞和分子处于不断的变化之中，新分子会取代旧分子。在一般情况下，体内最脆弱的部分每30天就发生变化，大脑细胞每60天就会发生变化，而最坚硬的骨头大约一年发生一次变化。这样你就明白，其实我们一直在拥有青春、拥有活力。科学证明了衰老论是荒谬的，是完全站不住脚的。

不管处在哪个年龄段，你都要认识到自己的身体是全新的，千万不要给自己衰老的暗示，或接受别人的暗示。如果你仍然认为自己在一天天变老，你的身体就会受到负面干扰，体内的更新过程将会受到抑制，你的身体将加速衰老。

学过心理学的人马上会意识到，体内悄悄发生变化这种物质的更新蕴含着无穷力量，它足以让人健康、长寿。当我们了解了体内的这种更新，就会明白拥有年轻向上、活力无限的生活是一件非常自然、容易的事情。

记住你的法定年龄并不代表你身体的真实年龄，可能你已经50岁了，但这并不是说明身体也是50岁了，因为在过去的岁月中，你的身体不断通过食物和空气获得更新。如果你依然保持良好心态，那你的身体兴许会比这个50岁还要年轻。

只要你在日常生活中留心应用上述原则，就很容易证明它们的功效。即使有一天你认为自己老了：当你工作或活动的时候，觉得自己的胳膊、手臂、手指头变得僵硬了；当你走路的时候，你发现自己步履蹒跚了；当你勉强熬过这一天后，你再也不想这样生活下去了，其实你所缺乏的无非就是轻松快乐的心情。我反对你学会消沉、堕落这种负面的心理暗示，我想让你换一种活法。你要想着自己体内不断发生的分子运动，正让你焕然一新。你要坚信这一点："我体内的分子不断运动，让我充满了活力，有了这种崭新的活力，我就可以轻轻松松地、兴致勃勃地进行日常活动了。"当你不断接受这样的暗示以后，你就会觉得自己的体内正澎湃着无限动力。这些简单的做法证明了保持良好心态的必要性。我并非要你刻意去留意自己的身体，而是要你保持积极乐观的心态，无形中培养好习惯。

看看自己现在的样子，你看到什么不足之处了吗？如果有的话，想想自己理想中的状态。如果你能记住在一年之内你的整个身体都会发生变化，同时按照我所说的，注意生活方式的话，你的目标将很快实现。我敢保证一年之后你将变成自己理想中的模样。年复一年，你让自己变得越来越完美，然后再为自己制定越来越美好的目标，这样你就能不断地进步。培养了正确的心态后，我们就为健康的生活打下了基础。没有健康积极的心态，食物再纯净、营养再丰富也无济于事。不健康的心态和消极的暗示，都会让我们付出的努力功亏一篑。保持健康年轻的必备因素就是完美和谐的心态。当你控制不了自己的情绪，变得暴躁易怒时，就会伤害到自己，也会伤害到他人。我们很高兴地认识到，思想、言语和行动的一致可以促进身体的健康平衡，意志加上决心就能创造奇迹。对不知情的人来说，这简直不可思议，但事实上这就是他们创造的奇迹。你要想充满活力地活到100岁，就必须通过自己的意志力去克服一切。你必须相信体内蕴藏着让自己长命百岁的巨大能量。明白了这些课程里的要点，你就朝着自己的目标迈出了一大步。

　　有了强大的意志力和良好的心态，被专家诊断为无药可救的病人依然可以离开病榻，身体恢复到最佳状态。他们的行为证明了意志力对身体产生的巨大影响。意志薄弱、优柔寡断的人是绝对不会健康长寿的。磨炼意志力可以让你重振活力、焕发活力。当然了，意志力必须和健康卫生的生活方式相结合。如果没有正确的饮食、呼吸、休息为新的细胞和组织提供能量，意志力的磨炼就不会取得令人满意的效果。

由于生命是一个不断运动的过程，人体内不断发生着生死交替。因此，你不要和死亡斗争，而要通过自己的意志力，努力保持身体的和谐与平衡，让死亡知难而退。只要你依旧遵循这种科学的生活方式，你就赢得了健康长寿的机会。我们一再强调，完美和谐的心态将让你获得无限的能量，当你尽力遵循生命发展的规律并把大自然看成朋友和帮手时，你就不断地获得了新生。

Lesson 5

第 5 课

学会全神贯注

我们想要成功地实施某个计划，就必须全神贯注，投入全部精力。我们必须清楚想要的结果，然后努力去实现这个目标。如果你现在想要的是健康长寿，就必须全身心地投入，去实现这个目标。全神贯注就是要把全部的心思持续地投入到某一个具体的想法、愿望、行动或事业中去，不允许有一点分神。要做到全神贯注，心思就得服从大脑指挥，而不要受其他杂念的干扰。要做到全神贯注，就要一心一意聚精会神。

　　你可能研究了本书所谈到的所有健康长寿的原则，但如果你做不到全神贯注并把它们贯彻实践，这些原则对你来说就无任何意义。如果你没有好好利用这些知识，针对自己的情况做出相应调整，这些养生之道对你毫无帮助。发明家的天赋、音乐家的才华、作家的艺术创作、演讲者的雄辩，都得益于思想的集中，因此，让自己集中注意力吧，抓住那些你认为对自己有意义的想法，坚持到底，倾注心血。不要妄图在一开始就创造奇迹，而是要求自己一点点完善，这样，总有一天你会发现自己有了巨大的飞跃。不积跬步，无以至千里；不积小流，无以成江海。不要再浪费自己的时间和精力做无意义的事情，树立生活的目标，让自己的生活时时刻刻都能精益求精。与其浑浑噩噩度日，不如把精力集中在某一个特定的目标上，让自己可以取得骄人的成绩。不管你的雄心壮志如何，你会发现全神贯注始终是实现目标的关键一步。

　　在学习这些课程时，如果你能做到聚精会神，就可以领会书中字里行间的真正含义。读一封信或一本书，总是只有一部分人才能体会其中味道，可事实上，如果读者能全神贯注，他的领悟力将大大提高。这种不可多得的领悟能力将帮助人们获得更多生活的真谛。如果能集中注意力，掌握本书的精髓对你而言就如小菜一碟。

　　摄影时，无人不知道要面部对准镜头，一旦焦距没有调准，照出的图片就会模糊不清，倘若做到了正确聚焦，照出来的图片就会很清晰。这个例子也可以拿来描述集中注意力的重要性，因为大脑接收信息和照相机成像一样，一旦注意力不集中，就难以准确、清晰地把握信息，要是你全神贯注了，问题就容易得多。

　　偶尔你会发现自己的注意力很难集中，不妨通过下面几个练习来加强自己的注意力。在你学会全神贯注的时候,你的记忆力会得到提高,你对事物会有清晰、明确的认识,你的生命也将会重绽光彩。

我准备的这些练习要收到两个立竿见影的效果:一、教你怎么去集中注意力;二、在头一个前提下,同时保证如何利用这种能力补充体力。如果你没法做到集中注意力,那么就照下面这些办法练习一下吧。

练习一

在一间通风的屋子里,准备一把舒适的椅子坐下,抬头挺胸,保证呼吸通畅。然后闭上你的眼睛,集中思考下面的话:"青春之源就是我自己。"在心里反复默念这句话,直到你完全领悟了这句话的含义,千万别让其他的想法干扰大脑。这样持续练习10分钟,开始的时候,你可能觉得只想一件事情很难做到,但经过不断的加强和重复练习后,你就会越来越容易做到。用不了多久,你就会发现集中注意力是件轻而易举的事情。事实上,这是因为你已经形成了把注意力放在重要事情上的习惯。

练习二

保持一种姿势,有规律地深呼吸,同时闭上眼睛,在心里想象自己年轻、健康、美丽的样子。要想得具体一些,你理想中的脸蛋、身材，乃至身体的每个部位都要去想。在大脑中勾勒出自己的理想模样：完美匀称的身材、健美发达的肌肉、漂亮的脸蛋，整个人都在焕发青春活力。不管你现在长得如何，都要集中注意力去想象自己理想中的状态，不要分心。如果刚开始的时候难以勾勒出这样的一幅图像，千万不要气馁和放弃。难度越大，说明你越需要练习。坚持到底，你就会成功，坚持本身即意味着激流勇进。集中注意力去思考理想中的自己，直到你确信，通过良好的心态和健康的生活，你能把这个理想变成现实。

同样，如果你的身体开始呈现衰老的迹象，那么下面的练习则可以让你在集中注意力的同时，让身体恢复青春和活力。

练习三

保持上述练习中的姿势，想想自己今天的样子。假设你目前已经70岁，想象一下自己的样子，然后回想一下50岁时的样子，是不是要比70岁年轻健壮得多？这样思考1分钟后，再想一下自己更年轻时候的样子。依次类推，每次都要把自己想得比上一次年轻，直到你想到自己25岁或30岁时的样子。这时按照练习二中所述，集中注意力去想那个年轻漂亮的自己，至少坚持 5 分钟以上，或者坚持到你认为满意为止。在练习的过程中，尽量去体会从衰老到青春体内所经历的美妙变化。照照镜子，每天都要看到自己新的变化和进步。用不了多久，你的朋友就会评论你的气色大大改观了。不要低估了自己的能力。记住你才是自己身体的主人，身体是你的仆人，所以不能让它牵着你的鼻子走。

不断重复上述练习后，你会发现集中注意力开始让你的体内焕发了活力。在上一课中我们讲到，良好的心态是身体的"建筑师"，还讲到了人体内组成元素的不断变化能让我们的身体不断呈现新的面貌。我让大家集中注意力去联想年轻美丽的自己，这是因为完美的联想是良好心态的一部分，也是强身健体的重要因素。如果我们的身体年复一年不发生变化，我们就不会有改变和进步。正是因为我们的身体在不断发生着变化，我们才能通过自己的力量、按照自己的愿望重塑自我、完善自身。

你把自己想成什么样，你的身体就会变成什么样。你的每个想法都会让血液发生新的变化，而血液能把营养输送到身体的各个部分。如前所述，当你全神贯注于那个完美、年轻、漂亮的自己时，你的神经和血液就会随着你积极的心态发生相应的生理变化。

如果你想活到 100 岁，同时想容光焕发、青春常驻，那么你就应该抓住每一个机会，全力以赴实现自己的愿望。我教你的办法就是不断地在脑海中塑造完美的自我，直到那个充满青春与活力的自我形象在你心中扎根。习惯在很短的时间内就能养成，不用刻意为之。因为愿望是一个人与生俱来的。达成了这点共识，成功就近在咫尺了。

刚开始做这些练习的时候，你的大脑可能会出现一定程度的混乱，这很自然，因为新思维总是要花一段时间才能取代根深蒂固的旧思维。长久以来你已经习惯了与衰弱、疾病为伴，突然让你抛弃这些思想，重新面对青春和活力的渴望恐怕有些困难。在努力做出这些改变的时候，你会发现思想的确可以控制和改变我们的行为，当新思想在你脑中扎根时，你的生活就会发生相应的变化。

如果你认真按照我提供的方法践行练习，不久就能取得理想的效果，但不要期望你长久以来的衰败身体能在 1 周或 1 个月内就发生改变。刚开始时，你的进展缓慢，但随后的每个月你都会进步得很快。因为每个月你体内大量的细胞都会得到更新，以代替衰老的细胞。你活得越长寿，就会变得越完美。

我相信只要你坚持不懈，这些计划付诸实践以后，你就会长寿、健康。如果你之前曾设想自己可能会在 60 岁、

70岁或者80岁时死去,那么现在你就要抛弃这些想法,并且对自己的长命百岁要有十足信心。

要让自己的想法和那些害怕死亡的人不同,要做到这样,就得集中自己的注意力。如果你遵循我的办法,把注意力集中在积极的方面,而不是像大多数人那样相信自己会过早衰老,这些消极思想就不会影响你。那些缺乏能力或没有打算全力以赴实践愿望的人,最终会成为消极思想的俘虏。这些人从不积极地、创造性地思考和行动,因而也很难成功。而那些全神贯注、全力以赴的人,总会在某一特殊领域有所作为。

如果人们不全力以赴实践,任何养生之道都不能让他们受益。天天对着镜子,全神贯注去锻炼,去欣赏自己日益发达健美的肌肉,效果要比日复一日地单调练习好得多,这一点就足以证明全神贯注的作用。

由于人们的思想和注意力会控制和影响人们的生活,因此你如果想长寿,就必须把全部的心思集中在能让自己健康长寿、重现活力的事情上。不要浪费时间和精力,也不要指望药品广告和杂志上所讲的治疗疾病和病痛的建议,能带给你巨大的帮助。

有些人神经过敏,一受到那些措辞巧妙的广告诱导,就把自己的身体和那些广告中描述的症状相提并论,以为自己真患绝症，希冀那广告能帮助我们健康。我们有理由相信，这些广告无非是让你高价购买商家的药品，因而编出堂而皇之的理由。因此我建议你，不要去看这些致命的建议，而要把你的时间投入到真正能让你健康的哲学中去。

集中注意力去想你的最佳状态，因为这种方法可以让你健康长寿、活力无限。看看那些体格健美的模特，他们的身材正是你今后的目标。你要和快乐向上、思想纯洁的人为伴，因为和他们在一起，同他们聊天，可以帮你树立正确的观念。这些办法看似简单容易，但足以影响你的未来。

许多人习惯忧虑，想许多悲伤之事，他们从不去想孩子的天真烂漫，鸟儿的啾啾鸣叫，大自然风光的美不胜收，却偏把注意力放在一场葬礼上。他们喜欢在公园或乡间的墓地散步。如果你也有这个倾向，那么一定要及时纠正过来，因为这样的想法会让你丧失活力，破坏你的健康，甚至夺走性命。集中注意力去想健康活泼的孩子，竞相绽放的花朵，郁郁葱葱的丛林，婉转鸣叫的鸟声，汩汩流淌的小溪，波涛汹涌的河流，波澜壮阔的大海，因为这些才是真正具有力量的生命所在。要积极向上生活，流水不腐，户枢不蠹，你的生命就应该像奔腾流淌的小溪一样，多彩多姿，生机无限。关注孩子的生活，可以为你的生活注入生机与活力，当你像孩子般天真无邪，自由自在地呼吸着每一口新鲜空气时，你也就拥有了巨大的青春与活力。

  保持长寿健康的另一个重要原则就是建立明确的生活目标，饶有兴致地去干一件事情。当你满怀热情地投入这项工作的时候，你的生活就有了意义和价值，也就有了保持长寿的动力。一般来说，人们赚足养老的钱以后，到一定的年龄就不再从事事业，当人们不再集中注意力做某件事时，他的器官就停止运动，带来的后果不堪设想，他的身心都将走向衰败、变得脆弱而一钱不值。生命在于运动，我们的器官或肌肉一旦停止了运动，我们就会日渐衰弱。

  我并非要大家不停地工作，拼命地赚钱。我的意思是说，一个人即使退休了，也应该找点别的事情做，因为这是唯一能让大脑保持运动的方式。总之，你如果想拥有健康、青春、活力、成功、才能，100年或更长久的完美生活，你就必须让自己全神贯注、全力以赴。

Lesson 6

第6课

呼吸之道

人们常说"暴饮暴食是疾病之源",这句话不无道理,但我还相信错误的呼吸方式同样也能引起疾病。没有多少人认识到通过吸气给人体供氧,通过呼气排出体内二氧化碳等毒素的重要性。供氧不足和呼吸不畅会使肌肉僵硬老化、神经衰弱、身体疲惫、心肺疾病丛生,从而让人过早地衰老或早逝。

遗憾的是,95%的人每天都生活在缺氧的状态。多数情况是由于缺乏利用空气的常识所致。很多人可能没有意识到,人体所需的相当大的一部分营养都是由新鲜空气提供的。科学实验已经证明,人类如果没有食物能活 40 天,没有水能活 10 天,但是如果没有氧气甚至连 5 分钟都熬不过去。

呼吸会影响营养的吸收,进而影响人体的活力。这是因为:第一,如果呼吸畅通,就会加快肠胃蠕动,从而促进消化液在消化道内对食物的吸收;第二,呼吸畅通可以为血液提供必需的氧气;第三,通过呼吸可以排出肺部的毒素，这些毒素一旦在体内堆积，就会使机体衰竭。身体和空气的相互作用离不开两个条件，那就是新鲜空气的供给和正确呼吸。就好比吃东西，给你一大堆食物，但如果不知道怎么吃，你照样会饿死。同样的道理，让你置身于新鲜的空气中，如果不懂得运用正确的呼吸方法，你一样不会取得理想的效果。

　　肺部为人体提供源源不断的能量，因此我们要挺直坐正。这些从那些成功人士身上就能看出来。可喜的是，呼吸功能是人体所有功能中最容易开发的。如果你肺活量小，胸腔狭窄，缺乏活力的话，那么通过几周的持续训练就可以让你的肺活量加大，肺动力大大增强，活力倍增。

　　每个人都应当尽量呼吸新鲜空气。空气尽管到处存在，但新鲜空气却不易获得。可是，成千上万的人并没有意识到这一点，他们在呼吸空气的同时，饱受氧气匮乏之苦。人们离不开空气，却有一部分人害怕空气，他们往往坐在密不透风的屋子里，耗尽氧气，却抱怨自己神经紧张，脑袋发晕，令自己苦恼不已。如果总是在这样的环境下呼吸，不仅会损耗体内的能量，而且还容易感染疾病。因此，每个人都需要呼吸足量的空气，保证肺部的呼吸顺畅。要获得人体所需的空气，每个人应保证自己有 2 立方米的生存空间，并确保这个空间能自由通风。一间面积为0.9平方米、2米高的房间，如果白天黑夜完全通风的话，可以为一个人提供足够的氧气。

记住，温度不是衡量空气是否新鲜的标准。肺部呼出的空气含有过多的二氧化碳等毒素，显然是不新鲜的；而空气在经过室内外的流通后，则比较新鲜。正确的呼吸对于健康长寿有着如此重要的影响，却很少有人知道该如何正确地呼吸。你不要通过嘴巴去呼吸，而应当用鼻孔呼吸。通过嘴巴即使呼吸到温暖的空气，对人体也是有害的。一般空气中含有大量的有害物质，应该在过滤后再吸入肺部。而这个净化与过滤的过程只有通过鼻息才能进行。

如果人们不能从鼻孔呼吸到足够的新鲜空气，他们不像是真正活着的人，因为这样的呼吸会损耗大量能量，长寿的概率大大降低。而那些懂得正确呼吸的人则能够更好地享受生活带来的乐趣。你看看那些百岁老人，他们都有宽阔的胸膛、笔直的脊梁和发达的呼吸器官。如果你培养了正确的呼吸方式，你就能拥有饱满的胸腔、强大的肺活量，因而能更好地抵御各种疾病。

呼吸方式有多种，最常见的有腹式呼吸、胸式呼吸、肋间呼吸和膈膜呼吸。这些方式都只能局部开发肺部功能，不能全面增强肺动力。而我教你的练习方式是全方位的，能全面提高肺部活力，从而增强你的活力。你所需要的是自然而然地、完完全全地吸入新鲜空气，让肺部畅快地呼吸，给体内的每个细胞供氧。你将不再消极迟钝，你全身上上下下都将充满活力。

在告诉你如何练习之前，我先来重点解释一下我们的肺部是如何运转的。人们一般认为吸入空气就能使肺部扩张，因此在做呼吸运动的时候试图用鼻孔把空气吸入肺部。而这种做法会限制、阻碍空气的吸入，这样做是错误和耗费体力的，会很容易让人们感到疲惫，因为他们在呼吸过程中损耗的能量远比吸入的空气要多得多。而且越用力越适得其反。正确的呼吸不应当从头部开始，而是从肺下部开始。我们的肺如同一个风箱，空气不是被迫压入风箱的，而是通过拉动风箱形成一个真空区。开始时，腹部慢慢鼓起，就像你在拉风箱较大的那端一样，然后随着不断运气，你就会发现肺部的各个气管和支气管也会出现一个真空区。空气通过鼻孔进入这个真空区，并随着腹部的不断扩展，充满了整个肺部。这种扩展始于腹部，然后向上扩展到下颌处，向下扩展到腰部，并且随着腹部的不断扩展，一直作用于胸部和肋间肌肉。如此一来，向上提升了腔骨、脊柱和肋骨，并使得它们向外、向上逐步得到扩展,从而从腹部的最低点到胸部的最高点(即锁骨)整个躯干都得到了扩展。所以和常规的呼吸方式相比,这种呼吸方式能使人体的整个躯干都得以伸展。当然,无论呼吸量多少,是需要半伸展还是全部伸展,都离不开呼吸器官的相互作用。

这是唯一正确、自然、健康的呼吸方式,因为通过这种方式,整个肺部都得以供氧和净化,从而保持健康。这种方式的另一个好处就是能防止肺部脆弱细胞的损伤和引起肺出血。如果你强行把所有的空气吸入肺部,这种情况就很有可能发生。但如果你按照我讲的方式,肌肉扩展时所耗的力量会限制进入肺部的空气。随着肌肉的不断发达和细胞组织的增强,吸入的空气就会慢慢增多,肺功能就会逐步增强。

肺部呼气和吸气同样重要,因为只有不断呼气,才能排出人体内的废气。呼气时,要尽可能收缩腹部肌肉或腹壁,这样就能把二氧化碳等废气排出体外。等你再次吸气时,肺部就可以再次完全充入氧气。锻炼肌肉可以增强肺动力。你会发现这是一种完美的呼吸方式,是一种完全遵循了大自然规律的呼吸方式。通过正确的呼吸,你做事情就会精力充沛,而不是筋疲力尽。

如果按照我所说的正确方式开始呼吸,每天练习

5～10分钟，每天3次的话，你很快就能养成正确呼吸的习惯。如果你从事的职业天天都需要待在空气不流通的室内，那么你每天早晚至少应当花半个小时去户外散步。散步是绝佳的锻炼方式。散步的时候，你按照上述的方式数到7时吸气，屏住呼吸4秒钟，再呼气并数到10。这个练习也可以在通风顺畅的房间里进行，但不用走路，你可以在吸气时把胳膊举过头顶，保持这个姿势并屏住呼吸4秒钟，然后在呼气的同时慢慢把胳膊放下来，并数到10。

在你举起胳膊的同时，脚跟离地，整个身体的重心上移；而放下胳膊的同时，脚跟着地，整个身体放松下来。重复这样的练习10～15分钟，并且所有的练习都要在户外或空气流通的室内进行。不要害怕窗户大开，寒冷是由于吃得过饱、体内垃圾堆积、身体疲惫和空气污浊造成的。不要忘记夜晚也需要呼吸新鲜空气，所以不管天气多么寒冷，都不要在空气不流通的屋内紧闭窗户睡觉，因为冷空气对人体的伤害至少没有污浊的气体大，你要利用一切机会去呼吸新鲜空气。

为了尽可能简单、有效地呼吸并且同时不损耗能量，就要避免穿紧身衣服，高领衣、紧身胸衣、紧身汗衫、领带或腰带都不利于健康呼吸的原则。紧束腰身的衣服不仅对肺部有害,而且会影响到肠胃的正常运动,不利于消化,所以你要注意自己的穿着,以符合健康原则。

在工作、走路或坐着的时候,你要挺直腰杆。屈背弓腰不仅不利于心肺运动,反而会影响到健康、缩短寿命。你如果想健康长寿,就必须让各个器官自由运动,并协调一致共同发挥作用。

正确的呼吸对于保持纯净的血液是绝对必要的。我们吸入的氧气,将参与体内的化学过程,并产生二氧化碳,在这一过程中,体内组织不断被分解成盐和各种化合物排出体外。而碳元素则主要和氧气结合,形成二氧化碳。人体通过呼气把它们排出体外。这些气体如果堆积在体内,将导致人疲劳甚至死亡。这种情况被称作血液中毒(氧气匮乏),很多人就是这样死亡的。

如前所述,纯净的血液是健康长寿之源。错误的呼吸方式会阻止血液供氧和更新。你现在应该明白,为什么那些呼吸不到新鲜空气的人想要健康长寿不大可能。呼吸畅通可以帮助人体排出体内的各种垃圾,没有正确的呼吸,就没有体内的清洁。每吸入一口气都会让你的体内得到更新，所以要经常深呼吸；而每呼出一口气都能清理令肺部衰竭的有毒物质，防止它们再次污染血液。要获得长寿，你就要保持破坏和修复之间的平衡。呼吸与身体的修复关系密切，吸入大量新鲜空气就是要让新的分子代替旧的、衰老的分子。

以上所述并不意味着你学会了正确的呼吸，就可以忽视健康的其他方面，比如心态、饮食、锻炼、洗浴等。肺部的健康是促进健康长寿的重要因素，事实上是绝对必需的因素，但它也只是整个养生之道的一部分。尽管正确的呼吸可以帮助消化系统的稳固和正常代谢，但也不能放纵饮食来考验消化系统的功能。正确的呼吸让你获得能量，你应当利用这部分能量更好地去强身健体，而不是用来抵消暴饮暴食所带来的不良影响。

最后，我再次向大家强调，立刻去实践这些原则是非常必要的。任何耽搁都很危险，甚至可以致命，而现在是再合适不过的时间。从现在开始，呼吸新鲜空气，保持室内通风。不要让错误的呼吸方式剥夺了你的生命、活力和力量。不要忘记良好心态的重要性。你要告诉自己，每呼吸一次就会为自己带来新的活力和生命。如果你能保持健康向上、开朗乐观、积极愉快的心态，你的呼吸也会更顺畅，情绪失常和悲观厌世则会阻碍心肺的正常运作。如果想永葆青春和活力地活到 100 岁，你就应当看到事物美好的一面，并且积极主动地寻找干净的空气。

Lesson 7

第 7 课

简单且合乎自然的锻炼方法

每个人都渴望强健的身体、优雅的气质和美丽的容颜，并且渴望留住这种形态。因此，拥有此种想法的男人或女人都必须注意加强日常锻炼。身体正是通过不断运动，才变得强健和精力充沛的，才能不断获得更新，静止不动只能让你形同一潭死水，引发病痛，提前衰老甚至死亡。

但身体某一部位的过度运动对身体也无好处，因此，均衡的、能让全身上下都得到锻炼的运动才是最适合和稳妥的。许多人认为自己一直从事某种体力劳动，因此不需要再做锻炼，相反，这恰恰是他们需要锻炼的重要原因。因为他们所从事的工作只开发了身体某个特殊部位的潜力，而其他部位的肌肉则没有得到保护与锻炼。这将导致身体肌肉运动失衡，从而导致变形，变得丑陋难看。如果你稍加注意，就会发现有人虽然臂部肌肉发达，可腿部却看起来瘦削孱弱；或者有人虽然脸部和颈部肌肉发达，其他部位却弱不禁风；本应匀称丰满的身体到最后只剩下一副空架子。这是不正常的,说明他们并没有得到全面的锻炼。如果所有人都开始注意让自己整个身体活动起来,那么谁都可以让自己的身材看上去特别迷人。

如果一个人身体某部位由于缺乏锻炼而瘫痪,那就不要指望自己能健康地活到 100 岁了,不要自欺欺人地以为你的工作(不管是哪种)能让你得到足够的锻炼。你的工作只能让你锻炼身体的某个或某几个部位,同时也有可能让这个部位不堪重负,却绝不会让你得到全方位的锻炼。

你可能会说你日常工作太忙了,无暇锻炼。这是错误的想法,只能说明你还没有明白锻炼的好处。你身体的某个部位也许感觉疲乏了,需要恢复能量,于是你只注重这个部位的调节。你应当明白并记住你身体的其他部位根本没有这种锻炼的机会,让这些部位也适当运动一下,你不仅能从中获益,还可能让身心放松,让整个疲惫不堪的身体得到彻底的休息。不管你现在感觉有多么疲惫,如果你按照我在本文中所说的去做些简单的日常锻炼,你会发现,等你做完这些练习之后,你的身体得到了大大的放松。事实上,你将比任何时候更能清晰地感觉到体内处处都迸发着无限的活力和能量。

有些人虽然没有进行系统的身体锻炼,依然活到了 100 岁,这是因为他们在日常生活里已经让身体的各个部位协调运作，配合默契，自然而然地完成了锻炼。如果你的目标是要活到 100 岁或更长久，那么你就不能忽视通过锻炼来促进自己的身心健康，否则你的目标肯定落空。

通过适当的锻炼，加上正确的呼吸，你不但能让肌肉得到锻炼，还能让体内的器官组织获得能量。这一点尤为重要，因为这些器官组织能让食物和空气在人体内转化为能量，进而让你获得活力。

不要错误地认为那些肌肉发达的人是身体健康的人。科学证明，日常生活中那些外表看起来强壮的人，由于只注重了外部肌肉的锻炼，他的体内并不健康。一旦身体遭受外部压力的侵袭，身体即刻就崩溃，甚至英年早逝。这其中一个重要原因，就是他们虽然注意了身体锻炼，却忽视了积极的心态，以及强化肺部功能，或其他更为重要的健康原则。要达到理想的效果，我们不仅要增强肌肉锻炼，更要保持肺活力。因此强身健体的同时，还必须注意增强肺活力。

很多人锻炼身体却没有达到满意效果，这是因为他们把过多的注意力和心思放在外部肌肉的锻炼上，忽视了体内器官组织的锻炼。实验证明，一个人如果对着镜子进行锻炼，看着自己的肌肉日益发达健美起来，那么他的肌肉组织会开发得更充分。这也说明了集中注意力的效果，但是如果只注重外部肌肉的开发，人体内的器官组织就会由于你的忽视而遭受病痛的折磨。我们所需要的是强健发达的器官组织，它们各尽所能相互协调，这样才能延长我们的生命。因此，无论进行哪种锻炼，都应该在健美肌肉的同时，增强人体内部器官的各项功能。人体的器官组织是生命之源，所以要让它们变得发达、长久不衰。只要有了这样的信念，我们就能集中精力来实现我们的目标。

真正的锻炼不需要什么人造工具，比如杠铃或者哑铃。这些工具自有它们的用处。当人们学会像孩子般自然完美地生活时，就真正掌握了生活的艺术，也就真正地锻炼了身体。古希腊人深谙此道，我们现代人只有重新掌握这门艺术，才能让我们的身体得到最自然、最系统的锻炼。

在本课中我将教给大家一些简单、自然的锻炼方式，这些锻炼尤其适用于想健康、长寿、美丽的人。我们不需要借助任何外界的工具。在做这些练习的时候，如果能集中注意力、配合正确的呼吸，并能合理注意卫生，你就能获得力量，留住容颜，同时增强器官各项功能，为活到100岁奠定坚实的基础。这些练习既能帮助人们重获健康，也能帮助那些拥有健康美丽的人们永远地留住这些财富。你不应该说自己太老了，做不动练习，事实上你能做到。

越上年纪就越证明你需要这种锻炼，需要让那些新的、灵活的细胞组织来替换体内衰老的、僵硬的组织。你需要这些练习以延缓衰老，你需要富有弹性的肌肉来进行日常的工作和活动，并享受其中乐趣。你应该这么想："静止不动就意味着一潭死水，一潭死水就会致人死亡。"你如果明白了这个道理，还能眼睁睁地等待死亡的莅临接收你的生命吗？苦等死亡就是慢性自杀，缺乏勇气也是咎由自取。

如果已经很长时间没有锻炼身体了，刚开始做这些练习的时候你会觉得有点困难，但是只要多些恒心，坚持练习，你最后会发现其实很容易做到。难度越大，越证明你需要这种练习。这些日常练习不仅能让你充满活力，还能让你从中享受乐趣。许多年过七旬的人在进行日常锻炼后，不仅重振活力、精神矍铄，而且让自己活到了100多岁。他们能这样只不过是因为遵守了大自然的法则。如果拿出点恒心锻炼，你也能像他们一样长命百岁。

我教给大家的练习既可以在早上也可以在晚上进行，或者只要你方便随时都能做，直到达到满意的效果。自觉地而非强迫自己去练习10~15分钟，就能实现你的目标。当你感觉疲惫的时候就不要做这些练习，否则会抵消以前所取得的成果。那些身体柔弱、不太习惯这些练习的人要慢慢适应，然后随着体质增强逐渐加大练习的力度。不要为了考验自己的耐力而过度锻炼，这样可能会造成损伤。你所需要的只是均衡的日常锻炼。

练习一

以打哈欠来开始你的练习，这是大自然赋予人们最简单的锻炼方式之一。你可能从没想过打哈欠也是一种锻炼途径。分析一下你就会发现，身体某一部位的伸展、放松、扩展活动，无论它多么柔和，都能传递到身体的其他部位，甚至连脚尖都有感应。在你打哈欠的时候，如果你对着镜子，你就能看到你整个头部都在发生变化。你的下巴向下伸展，脸颊的肌肉会下拉，然后传递到整个面部和头皮，舌头和喉咙乃至整个脖颈都会得到伸展。这种放松方式会刺激到胸肺，进而影响腹部，最后到达四肢。身体的每个部位都得到了运动和伸展，血液也得到了循环。所以不要害怕打哈欠。这是大自然努力在为你排出堵塞在血液或肺部的垃圾。

当你感觉疲惫或神经紧张的时候，再好不过的休息方法就是坐在一把直背椅子上，把脚抬起来，并尽可能地向前伸展，同时伸展你的胳膊，脑袋往后仰，张大嘴巴打哈欠，这样能放松紧张的神经，舒展你绷紧的肌肉，从而使整个身体都能得到休息。当你感觉到累的时候，重复2~3次这样的练习，看看这个练习给你带来的好处吧。

练习二

自然而然地打哈欠会让我们身体所有的肌肉都得到伸展。看来打哈欠似乎是适合我们的锻炼方式。如果你对肌肉伸展的好处还有所怀疑，那么你去看看那些成长中的孩子，看看他们每天早上醒来时如何完美和谐地伸展自己身体的吧！是谁教会他们这样运动的呢？是大自然。我们越遵守大自然的法则，就越能更好地生存。你是否注意过一只狗或猫睡醒时的样子？它们会伸展自己所有的肌肉，就像孩子一样舒展自己。如果我们想保持年轻，就必须像大自然教给孩子们的那样去练习。当你早上醒来时，第一件要做的事就是像孩子那样打个哈欠、伸个懒腰。不要忽视这一点。在你起床后穿衣前，先来个深呼吸，尽可能高地踮起脚尖，同时向下伸展胳膊和手指，坚持4秒后让整个身体放松下来。然后抬头看着天花板，把头部和肩部尽可能舒服地往高抬，以伸展你的背部和颈部。把脚平放在地板上，保持这个姿势直到你数到4。

练习三

保持直立,深深地吸口气。左腿尽量往后伸展,同时把左手放下,尽可能向上向前伸展右手。保持这个动作4秒钟,然后放松下来,呼气。然后再用右腿和左手重复同样的动作。

练习四

深深地吸气,五指张开,尽可能地向外伸展胳膊。保持这个姿势数到4后,放松,呼气。

然后再吸气。双手交叉放到后脑勺部位,然后尽可能舒服地向后伸展。保持这个姿势4秒钟后,身体直立,呼气。

练习五

面部朝上,躺在硬沙发或地板上,伸展整个身体。深吸一口气,胳膊伸直平放在两边,右腿尽量往高抬。保持这个姿势4秒钟后,放下腿来,呼气。然后抬高左腿进行练习,最后同时抬高双腿进行练习。这个练习能促进消化、改善便秘。

增高练习

练习一

站在一扇高过你个头的门前,深吸气,然后双手一齐向上尽量去够门的顶部。保持这个姿势4秒钟后,放松,呼气。这样重复练习5次,你身体所有的肌肉都能得到伸展,这样一来,你就能长高。

为了看到自己日常锻炼的效果,我建议你在开始练习前,先在门上或墙上贴张纸,然后用双手的第二根指尖蘸一下墨水(有色溶液)再去够门,这样你就会在纸上留下你每次够着的高度。通过这种方法,你就能看到自己每天取得的进步。

这些练习有可能助你增高,但是如果你想让现在的身高增加3～6厘米,你可以在上述练习的基础上再做下面的几个练习。

练习二

对墙站直,脚尖距离墙大约10厘米,深吸一口气后,脑袋和身体往上抬升，但脚跟不要离地。脑袋达到极限时，你在墙上用铅笔画一条直线。保持这个姿势数到4后，放松下来呼气。重复这样的练习几次。每天练习的时候，都尽量让自己的脑袋能再抬高一点儿。这样每周看着自己在长高，不仅是件很有趣的事情，而且锻炼带来的效果会鼓励你把练习继续下去。

练习三

站直，双脚并立，深吸一口气，然后把双手举过头顶，十指交叉，身体向前向下弯曲，用手指去碰脚尖，同时膝盖不能弯曲。然后马上站直，放松，呼气。重复几次这样的练习，直到你感觉筋疲力尽为止。这个练习除了能增高外，还有瘦腰、治疗背部酸胀、促进肾运动、帮助克服便秘等功效。坚持这样的练习3个月，你就会增高3～6厘米。当然，增长的高度要看你目前的实际年龄，年纪越小，自然效果越好。

治疗便秘的练习

现在有很多人深受便秘之苦，由于便秘阻止了体内垃圾的排出，进而引发很多其他疾病。体内垃圾一旦堆积，就会重新进入血液，破坏人体健康。便秘最常见的原因就是缺乏正常的锻炼，再加上饮食失当。倘若通过药物治疗，一旦你开始服药，药量就会有增无减，因为人们按照常理觉得加大剂量才能取得理想中的药效。一旦养成服药的不良习惯，那么只有通过药物才能刺激肠道蠕动。我在这里告诉大家一些特别的练习，如果你练习得当并注意合理的饮食，那么这些练习可以帮你在短期内治愈很多疾病。除了这些练习之外，积极的心态也是治疗常见肠胃疾病的关键性因素。

练习一

挺直腰板站立，深深吸一口气，双手紧握，放在脑后。尽力向左向右侧身。然后再站直，呼气。重复练习 10～15 次。

练习二

坐在椅子上，向前弯腰，先压向右腿，再压向左腿。重复练习 10～15 次。

练习三

面朝上躺下，抬起一条腿，双手紧握放在膝盖下，用力把腿压向上身。然后再换另一条腿进行练习。重复练习几次。

另外，还可以进行增高练习中的第三个练习。

在做完这些练习后，向左侧卧几分钟，集中思考一下自己理想中的状态。几乎与此同时你的身体就能收到满意的效果。每天在同一时间进行这些练习，最好是在早上，最晚不要超过中午。在同一时间进行练习，你就自然而然地养成了锻炼的良好习惯。

经常做伸展运动，加上正确的呼吸，可以有助于便秘的治疗。无论你做上述哪一个练习，都要记住自己的心态将会决定你锻炼的成效有多大。如果你乐观向上、怀抱希望，并相信自己通过这些练习能变得健壮美丽，那么这些练习将给你丰厚的回报。

户外练习尤其能增进健康，比如散步、骑车、开车、游泳、划船、高尔夫、网球等，都是日常的锻炼方式，如果运动得当的话，都可以增进体能、促进健康。比如散步对身体很有好处，如果散步时能挺胸抬头、保持呼吸均匀通畅的话，那么散步可以促进血液循环，保持肺部呼吸通畅，让你面色红润、容光焕发。那些懂得正确呼吸的人，很有可能比别人走更长的路也不会感到疲惫。跑步也是一种很不错的运动，如果你能忘记自己的年龄，想着跑步能使自己的体内不断发生更新，那跑步也会让你大有斩获。你要勇敢地放下自己所谓的自尊，像孩子般自然、乐观地生活。如果能做到这一点，你的日常练习就会事半功倍，就能真正让你返老还童。活到 100 岁，同时留住活力、青春的目标值得我们每一个人为之奋斗。因此，你绝对不能忽视可以促进身心健康、留住容颜和魅力的日常锻炼。想想锻炼身体、调整心态给你带来的诸多好处吧，赶快按照我的建议行动吧！

Lesson 8

第 8 课

学会放松和保证充足睡眠是健康的基石

锻炼虽然对于强身健体很有必要，但大自然也无意让人类不停地劳作。对于人的身体而言，休息、睡眠与工作同等重要。然而，我们只有每天劳作，才能更好地享受睡眠带来的好处。工作是一门艺术，而放松、睡眠和休息同样是一门艺术。很多人认为人活在这个世界上就是为了工作，其他的事情留到将来再说。他们认为人活着就要不停地工作，然后才可能一劳永逸地休息。这种人生观是极其错误的。休息和工作都是正常生活必不可少的部分，只注重其中的一方面肯定会给你带来灾难。只劳作不休息，你的身体就会不堪重负；而只休息不工作，你的生命就如死水一潭，毫无生机可言。

放松是人体的一大秘密。那些懂得放松的人让自己获得力量、保持耐力，风度优雅、富有活力。放松让工作和锻炼变成了一种享受；放松能让人体得到尽快恢复和更新，它对于保持健康以及留住容颜必不可少。肌肉紧张会损耗人体的能量，破坏大脑和体内细胞。皮肤在松弛的状态下才能修复那些由于肌肉紧张而遭到破坏的细胞组织（肌肉的放松状态是指肌肉组织完全摆脱了紧张的状态）。动物和一些相当健康的孩子掌握了这种放松的秘诀，让自己乐在其中；但成人很少能做到，只有少数人了解并尽可能地使自己放松下来，从而让自己精力充沛、生机勃勃。他们的耐力源自肌肉能量的保留，也就是说，他们不会白白浪费自己的能量。他们能恰到好处地利用自己的能量，从而避免能量损耗。许多人在每天的日常生活中会有5~20次活动需要消耗体内的能量。看看普通人签名、削铅笔，以及从事其他日常活动时浪费的能量，你就会明白只有合理地调整肌肉组织的活动，才能节省体内的能量。

　　我想要教会大家如何去节省能量，以便在任何时候都能储存足够的能量来满足身体的特殊损耗。你没有理由每天让自己的力量和体力都处于透支状态，你需要储备能量。试想如果一家银行把现有的钱都贷出去了，而同时正好有几个储户突然需要支取大笔资金，这时会发生什么情况呢？这家银行会因为无法满足正常的需求，而只能停止营业。人的身体也是同样的道理，你如果天天都把自己体内的能量用光，那么你将无法应对一些不时之需。

　　有两种方法可以让你得到彻底的放松，而且这两种方式都是很必要的。一种是心灵的放松，另一种是身体的放松。首先你必须培养自己平静和满足的心态，你要知道，心平气和、心态平衡、友好和善、情绪稳定的人比起情绪易激动、走极端、暴躁易怒的人节省了很多能量，因为后者的肌肉和神经总是处在相互斗争和耗费能量的状态。

和放松心灵同等重要的是要养成省力的好习惯。这种习惯是指无论在做什么活动时都只消耗最少的能量，在举起3两重的东西时，所用的力量恰好能让3两重的东西举起来就足够了，不要再多用力。花点心思，稍加留意，你很快就能养成这种习惯，而不是随意挥霍自己的体力。

放松练习

我将教给大家一些练习，让身体的肌肉摆脱紧张和压力，否则这种压力会不断消耗你的体力，造成体内能量流失。任何人，不论现在年龄多大，都可以进行这些练习，这些练习也不会伤害到体质娇弱的人。在开始这些练习之前，要脱掉衣服或者至少解开紧身衣服。要把兴奋或者烦恼的情绪彻底抛到九霄云外。同时，不要刻意用力地去做这些练习，要随意地、放松地进行锻炼。只有放松下来才会起到效果。记住，我们的目标就是要省力。

练习一

面朝上平躺在地板上，放松肌肉。尽力去感觉自己在没有任何力气的情况下，能举起手来。等你完全耗尽体内的能量后，让肌肉完全松弛下来，不做任何运动。不要在意，不要去动，甚至都不要想你是否能动。慢慢地、均匀地呼吸，尽可能少用力。放松手指，下巴自然下垂，似乎毫无力气一样。这样静静地躺着休息几分钟。一旦你觉得自己手部、腿部、颈部或别的地方的肌肉开始绷紧，注意力就要马上进行调整，并放松下来。几分钟后，慢慢地、懒洋洋地向右翻身，并彻底放松下来。再过几分钟后，向左翻身放松。

练习二

接着上面的练习，身体不要离地，尽力去感觉身体、头部、四肢的重量，并让地板承受你所有的重量。这个建议看起来似乎有点荒谬，但现实生活中很少有人睡觉的时候能彻底让床来全部承受自己头、胳膊或者腿的重量。几分钟后，轻轻地把胳膊抬离地面几厘米，注意不要使太大的劲，然后等胳膊完全没有力气后，再让胳膊自然地落到地面，就像睡着一般。你不要刻意地把胳膊放下来，而是让它自然地垂落。然后另一只胳膊和腿也重复同样的练习，然后静静地躺着休息。

这个练习应该不难，你可以试一下。如果觉得简单，就不需要这样的练习，如果做起来很难，那说明你正需要这样的练习。

从地面起身后，要轻轻松松地走路，不要花费过多的力气。你马上会注意到自己的身体状况和心态有了显著的变化。感觉心情紧张或者肌肉绷紧的时候，就把这样的练习做10~15分钟，你的身体就会有奇妙的变化。这样的练习和夜间睡眠一样，甚至比睡眠更能让你得到放松。

人们之所以感觉神经紧张、筋疲力尽，主要原因就在于没有掌握放松的秘诀。充足的睡眠当然是首要条件，但是你躺在床上的时间并不代表你真正获得休息的时间。有很多人早早就上床就寝了，在床上睡了8~10个小时，身体却还是没得到彻底的放松，早上醒来后还是感觉疲惫不堪。人体对睡眠的需求就像对食物的需要一样。这种无意识的状态是人类身体的良药，没有什么东西可以与之媲美或者替代它。睡眠是人类无意识的状态，在这段时间里，人体各个部位都处在休息的状态中，因此是人体真正吸收营养的最佳阶段。

这种吸收在半夜12点前要比12点后更加彻底和迅速，因为这时候的血液循环更加彻底，更容易输送营养，并排出体内垃圾。这个营养传送的过程离不开氧气，所以人体的氧气在半夜12点前要比12点后消耗得更多。从半夜到早晨这段时间里，心脏活动减少，因此这段时间也最容易出现旧病复发和死亡。我们应该早睡的另一个原因就是大脑和其他的神经细胞在半夜12点前比12点后能更快地得到恢复，而不至于变得过劳损伤或疲惫不堪。

你还要记住，如果不消耗足够的氧气，身体吸收营养的过程就会放缓。人在睡眠的时候能吸收到的氧气比清醒时要少，所以睡眠的时候对于室内新鲜空气的需求最大。

睡眠既能节省能量，又能给予能量。它是影响人体活力的至关重要的因素。许多人认为睡得越长就越能够得到休息，但情况并非如此。活力的恢复和人体的更新并不是看睡眠时间的长短，而取决于睡眠的质量。有的睡眠让人的肌肉和神经备受折磨。我指的这种睡眠是肌肉保持紧张状态的睡眠，这样不仅会带来像体力劳动后的那种精力匮乏，而且大脑由于要不断接收来自肌肉的信息从而不得安宁。睡够8个小时但早上醒来后仍然精神不振的人不懂得如何睡眠。他让自己的肌肉紧缩，并且心理处于紧张的状态，整个晚上他就像在拼命举重似的。他需要的不是更长时间的睡眠，而是更有质量的睡眠。睡眠之所以能让人充分休息，不单纯是因为人的无意识状态，而是能让肌肉得到正常的放松。

如果睡眠的时候身体和心情没有放松下来，那么睡眠就不会帮助你恢复体力和精神。因此我们必须完全放松。一些人几乎从不让自己的身体放松，他们的大脑和身体白天一直处于运动之中，可到了晚上也得不到一点儿休息。他们甚至连坐在椅子上的时候，都要花费力气去抓住椅子，而不是自然而然地坐在椅子上放松肌肉。

一旦有休息的机会，你就要把肌肉彻底放松下来，好好休息。全神贯注地去工作或进行某个项目固然必要，但懂得何时以及如何放松也同样重要。那些掌握了放松秘诀，并能保持良好心态的人才能按照自己的意愿随时让身体得到休息。

当你躺下来睡觉的时候，心中要明确自己睡觉是用来放松身体的，而不是用来考虑公务、家务事和社交安排的。不要想自己工作上的事情，也不要想自己和什么人打交道、谈公事。你要像孩子般完完全全地、充分地去睡觉和休息，这对于保持健康很有必要。踏踏实实睡几个小时，要比你在床上辗转反侧、半睡半醒一晚上强得多。

你躺下睡觉时的心态也对你的睡眠质量有着至关重要

的影响。睡觉时最好保持这样的心态：你已经通过努力实现了生活目标，你憧憬着明天的成功、幸福和崭新生活。这种状态下的睡眠对你的身体会非常有益。而且，积极的心态能让你像婴儿般无忧无虑地入睡。

躺下的时候不要心事重重，任何悲伤的情绪都会影响你的心情，破坏你正常、安详的睡眠。相反，如果你心中充满了爱、宁静和感激，那么这种心态不仅能让你得到充分的休息，而且还能改变你的性格，让你以更积极的心态来迎接未来丰富多彩的生活。

如果你因为没有遵循正确的方法而导致睡眠质量不高的话，那么我建议你从今天开始就照我的建议去做。如果你经常失眠，就先做 10～15 分钟的放松练习，然后再躺到床上，让四肢得到放松，让下颌也放松，几分钟后，你就能进入甜美的梦乡。如果你有半夜醒来并在接下来的好几个小时里都睡不着的习惯，请你醒来后马上在房间内走动走动，直到你感到身体很冷了再上床睡觉。或者，走到窗户边，吸入新鲜空气，然后回到床上，像以前那样放松肌肉，几分钟内你就能再次入睡。不要躺在床上翻来覆去，让自己变得神经紧张。马上起床，让皮肤接触新鲜空气。空气有多冷并不重要，因为只要你保持运动，冷空气就不会伤害你，但你的身体却需要空气。记住：如果房间完全通风，可以吸入充足的氧气，那么你就不会醒来或再次失眠。

青春永驻地活到100岁是一个崇高的理想，因此，你要不断调整和改变自身的一切来实现这个愿望。你的每个行动都必须能最大限度地为你增添活力。因此，睡眠作为一个人生命中最简单的行为，应该是充分的享受。不幸的是，成千上万的人都不懂得睡眠的真正含义。他们应该好好看看这本书，并遵守我教给大家的原则。

如果你是他们中的一员，那么你要努力争取成为自己身体的主人，下定决心该工作时候就全力以赴，该休息的时候就抛开一切，让自己完完全全得到放松。为达到这个目的，你必须有意识地去尝试。你能睡好，也能休息好。

自然的睡眠习惯是逐步养成的。感官要逐渐进入休息状态：眼睛首先要闭上，因为黑暗中睁着眼睛是毫无用处的，接着是味觉，然后是嗅觉，听觉紧随其后，最后是触觉。而在苏醒的过程中，顺序恰好相反，触觉最先恢复知觉。

正如我先前所述，睡更长时间不一定能让人得到彻底的休息，还要看睡眠的质量。一般来说，8个小时就足够了，而且要尽可能在12点以前睡觉，理由前面已经讲过。你必须自己决定多长时间的睡眠最有益于你放松身体。睡眠质量高,要比睡得长好。

不要在通风不畅的房间里睡觉,通风不畅会侵害你的身体,让你感染疾病。如果吸入呼出的都是不新鲜的空气,那么即使睡觉了,身体也不会得到恢复和更新。你在任何时候都需要新鲜凉爽的空气。不要害怕吸入冷空气。冷空气可以把体内堆积的垃圾排出体外,而这些垃圾多半是由于暴饮暴食、缺乏沐浴和吸入不新鲜空气造成的。

如果你按照我所说的原则,保持血液纯净和不断循环的话,你就不会患上感冒。相信若干年以后,人们就会知道感冒或者其他疾病纯粹是由于自己的疏忽大意造成的,而不是仅仅因为吸入了冷空气或病菌。

在这一课结束前,我希望你注意这样一个事实:休息并不意味着你必须静止不动。停止一组肌肉的运动,再运动另一组肌肉也是很提神的。因此,当你日常工作感觉到疲乏的时候,你可以通过锻炼另一组肌肉来让自己的身体得到休息。上一课中讲到的练习会让你从紧张的工作中放松下来,让你感觉舒适。你应该学会以一种自然协调的方式来工作,避免不必要的压力。不要从事让你神经紧张的或者其他不必要的活动。人体进行的每一项活动都是有特定目的的,所以要避免进行那些白白耗费精力的活动。

休息的另一个要点就是要适当地娱乐。人生在世,不应当只是一味地工作、吃喝和睡觉。你应该找点时间来娱乐。每个人的娱乐方式都不相同，但总体来说，应该不同于日常所进行的活动。当然，户外活动是最好不过的了。不管选择哪一种娱乐方式，都要注意要有新鲜的、没被污染过的空气。你没有必要等到将来或者等进了天堂才休息，休息就是要在此时此地。如果你能掌握休息的秘诀，并贯穿于自己的日常生活中，那么你的身体就能得到更新，也就可以留住你的青春和容颜；因此，要让每一个白天都在轻松的状态下度过，让每一个夜晚的睡眠都能帮助你恢复精神和体力。

Lesson 9

第9课

我们应该吃什么

人体就好比一台机器，它把体内潜在的能量转换成日常活动所需的动力。人们摄取食物、空气和水，其中潜藏的能量将维持我们身体的恒温，保证我们正常工作和思考。只有不断地摄取养分，人体才能有源源不断的能量转化的活力。如果能量转换少，人体的活力就会相应减少。

为了把这个道理说得更明白，我给大家打个比方。如果把人体比作要产生能量的蒸汽引擎，一旦需要产生蒸汽动力，我们必须为引擎提供最好的燃料、纯净的水以及大量的气流，这样才能保证引擎发挥最大功效。人体同样也是一台机器，我们必须为之提供最好的食物、纯净充足的水，并不断地去除脏东西以保持内外干净，这样才能为我们提供能量和活力。人体的活力可以不断增强，对我们来说是无价之宝，它可以让我们无论从事任何事情都有效率和收获，成就也就更大。

如上所述，人体内的器官从食物中获取的能量转换为人的动力，这种转换也会耗费人体内的能量。也就是说，食物在进行消化的时候，或多或少会消耗掉人体内已经储存的能量。这说明我们必须学会节省和储存能量，不能让体内储存的能量不够消耗所需。我们不能让自身的消化器官承受不必要的负担。要做到这一点，我们就必须小心仔细地选择既能产生巨大能量，又容易被人体消化吸收的食物。我们要知道，能让我们保持身强体壮的不是身体所能产生的能量，而是我们体内储存的能量。

为人体增强活力最重要的因素之一就是选择消化耗能少，但同时能提供最多营养的食物，也就是说我们必须吃容易消化的营养食物。

我们必须考虑自己的胃所能承受的压力。食物转化成能量需要某种流体的运动，这种流体也被称作消化液。当食物通过消化道的时候，由消化系统分泌出来的消化液会对食物进行消化和吸收，但消化液的分泌不取决于人体摄入食物的数量，而是取决于人体自身的需要。因此，进入胃部的食物一旦超过了人体需要，这些食物就不能被消化掉，而只能分解成腐烂的、刺激人体的垃圾。

不同的食物对消化液的数量需求也不同，有的食物需要更多的消化液才能被消化。假设你现在吃多了，在正常条件下需要4～6个小时来消化这些食物，可你现在又吸收不了这么多的营养，并且也没有更多的消化液来支持消化，那么你想想这时会产生什么后果？后果只有一个，那就是食物在胃里很快就会被分解，形成一种刺激性物质，这种物质会慢慢地进入整个消化道，产生有毒物质，从而使消化系统吸收不到维持自身运转所需的新鲜干净食物的能量，从而陷入瘫痪。这些毒素随即进入血液，破坏人体器官的功能，从而引发疾病，包括呼吸不畅、胃肠胀气、胃痉挛、轻微头痛、头晕眼花、心悸甚至严重的中风和心力衰竭。

你现在应当明白吃得过饱带来的危害了吧！吃得太饱，人们马上就会遭受病痛的折磨，体内也会受到毒素侵害。这都是饮食不当造成的结果。因此，我们很容易看出食物对于我们保持青春和活力的重要作用。

如果能正确选择食物，并且有规律地进食，那我们就能恢复并保持活力。很多人忽视食物的营养价值，使自己营养流失过快，导致衰老。在本书前文中我已经三番五次地强调，衰老实际只是一种心理上的错觉，那只是细胞的更新没有赶上速度，而人体是通过分子的变化不断得到更新的。所谓的"老年"，事实上指的是细胞组织僵化和动脉硬化等现象，除去实际的衰老症状，很大程度上都是由于体内淤积太多杂物的缘故，而这些有害物质大多是由消化不良和饮水不当造成的。这些杂质是可溶解的，可被完全溶化的，一并被排出体外。要做到这一点，你就应当选择那些易消化的食物进食，并且要节制饮食、多喝水，这样就不会造成有害物质在体内的淤塞。

另外，什么时候用餐和吃什么食物同等重要。消化器官必须尽快吸收和消化进入人体的食物，否则这些未被消化的食物就会变成毒害身体的罪魁祸首，而且也不能产生人体所需的能量。人们总是习惯性去吃饭，就像自己习惯了做许多事一样，却从不仔细思考自己的饮食习惯对身体带来了多大损伤。他们认为别人做什么自己也该做什么，吃饭也是如此。大多数人一日三餐，为什么这样？不是因为自己身体的需要，而是因为别人都这样做。有的人会说自己感觉到饥饿，可饥饿只是某一个特定时间里的习惯性反应，因为人的胃口会条件反射，在某个特定的时间里感觉需要进食，而不管自己是否能够消化。

大多数人在早上起床以后胃口很小或者根本没有什么胃口，然而他们不顾自己的胃口是否需要，就习惯性地去强迫自己吃饭，甚至吃一些油腻的、难以消化的食物。我们并不是说不要吃早餐。早餐应该吃，因为经过一夜的消化吸收和排泄，人体的确需要补充能量。我们所建议的，是按照自己的情况保证营养、合理饮食。实际上，在一般情况下，你如果没有正常饥饿的感觉就贸然吃饭，这很危险。早上强迫自己多吃东西，会对身体产生危害，它会让你整个人一上午都丧失活力。让我来告诉你为什么会这样：人体需要从食物中吸取能量来促进细胞组织生成，当你进行运动后，体内的细胞组织就会遭到破坏，并且会以垃圾和废物的形式排出体外。如果我们能很好地消化食物，食物中的营养就会通过血液输送到人体的各个部分，促进细胞再生，并保持人体平衡，细胞更新主要在人们睡眠的过程中进行。人体只有摄入足够的食物才能够修复体内受损的细胞组织，但是食物的摄入量不要超过人体的正常需求。人的运动量越大，体内遭到破坏的细胞组织就越多，人体就需要补充更多的食物。假如在白天一个人按照自己自然的需求进食，并能正常消化摄入的食物，那么在夜晚睡眠的过程中，人的胃就能完成自己的使命，把食物转化成能量，并通过新鲜的血液输送到人体的各个部分，以替代那些坏死的细胞，排出体内垃圾，从而让你整个身体恢复活力。第二天醒来的时候，你就会感到自己焕然一新。这时候你不需要借助外界的东西刺激食欲，也不需要多吃东西，特别是油腻的东西。按照大自然的规律，经过一夜的休息，你已经做好了准备开始新的一天。你头脑清晰，温暖新鲜的血液缓缓地、有节奏地流淌到体内各大动脉，并且让你的每一个神经细胞都焕发活力，让你整个人都精神抖擞、焕然一新。你会满怀热情，一往无前地投入日常工作。若早餐摄食过量，或摄取到难以消化的油腻食物，将造成肠胃负担，影响流经大脑血液的数量，最终使你精神不振。

当你进行过 4～6 个小时的身心运动后，体内许许多多的细胞组织都遭到了破坏，这时新的细胞正好去更新那些遭到破坏的细胞，同时消化器官在夜晚经过休息后，分泌出的消化液开始在体内积聚，准备去消化你白天摄入的食物。在这种有利条件下，你摄入的食物很快就会被人体消化，并让各个器官组织得以修复。合理适量地吃早餐会促成人体正常饥饿，从而让我们对各种各样纯净而又营养丰富的食物食欲大开。因为食欲是人类自然的本能，而不是后天刻意培养的习惯。一般来说，一天中午和晚上两餐最为重要，在中午和下午 6 点进餐，你就能从自己摄入的食物中获益，不需要再另外加餐。好吃零食的不良习惯会让人们摄入过多的食物，造成肠胃负担过重，并影响身体其他部分的机能，这使你的胃没法按时休息。上一次的食物还没来得及消化掉，又有一堆食物强行进入你的体内，会使你的胃一直承受着沉重的负担，最后导致的结果就是消化器官劳累过度，人体内堆积了大量未被消化的食物、腐烂物质以及有毒气体，所有这些物质都会污染体内的血液，引起某种疾病。

少而精的适量早餐的好处数不胜数。我建议你 11 点以前不要再吃零食，如果你有吃零食的习惯，那么你最好戒掉这个习惯。每天起床后，你要先喝一杯纯净水，吃一点水果，早餐后如果还觉得饿，那就补充一点水。这样几天以后你就可以摆脱对零食的依赖，中午之前你也不会再感到饥饿。总之，自然的饥饿才是最有益于身体健康的，而你以前的习惯则是戕害身体的。

我提出的建议是根据我个人的亲身经历，以及很多人的经历提炼总结出来的，是建立在科学事实的基础上、符合逻辑的。我已经从我教给大家的这些方法中颇为受益，所以大家完全可以相信这些方法。

我们再来关注那些富含营养又易被人体消化的食物。营养的食品应当富含钙、磷、蛋白质、碳水化合物，以及各种微量元素和适量维生素。其中，磷、钙等物质能帮助恢复神经细胞，促进大脑发育和骨骼生长；蛋白质等能帮助重建人体的肌肉和肌肉腱；碳水化合物等能让人体形成脂肪和产生热量。人们应该合理地摄入这些营养物质，保持体内营养均衡。具体摄入量则要看人体运动的部位以及遭到破坏和修复的细胞组织。

小麦、坚果、橄榄、水果、蔬菜和蜂蜜等食品是能够百分之百地保持人体健康并延长生命的。我并非说你只能限于吃这几种食物,但把上述几种食物搭配食用后,你就能吸收到各种营养成分,这些食物对保持健康青春是必需的。所有的食物都应当简单配制,过度烹饪会破坏食物中含有的营养精华,你日常的绝大部分食物只须稍加烹饪就能食用。你可以从下列食物中进行选择:各种水果(新鲜的或者各种果干)、坚果、谷类、豆类、鸡蛋、牛奶、乳酪、熟橄榄、蜂蜜和所有进行光合作用的绿色蔬菜,比如莴苣、芹菜等。你应当适量吃糖、糖果或其他富含碳水化合物的食品。过多食用糖类会造成肥胖等问题,但适量摄入糖类也是必要的,它是人体能量的主要来源。单纯地补充糖并不是必不可少的。我们可以从一些天然的食物中获得糖类,例如甜的水果、蜂蜜等。水果中的果糖容易被人体吸收,而且可以同时补充多种维生素。蜂蜜中也含有糖分,而且蜂蜜还含有一些氨基酸、活性酶、微量元素等有益人体的物质。

  熟橄榄和纯橄榄油是补充营养、恢复活力的食物。纯橄榄油98%的成分都是营养成分,而且很容易被人体消化。橄榄油含人体所需的各种营养成分,如维生素E、不饱和脂肪酸等,并且它的特殊价值还在于完美的润滑功效,它们能促进肠胃活动,增加肌肉弹性。这样就能帮你恢复年轻的活力。古往今来，它一直是淑女贵妇的美容美肤上品。

坚果含有油脂和多种有益物质，是很有营养价值的食物，甚至比肉类更具营养价值。同样重量的坚果为人体提供的能量往往能超过肉类3倍，而且容易消化吸收。并且，坚果还含有 β-胡萝卜素、维生素 B_9、微量元素以及一些特异性活性酶，具有防治癌症、心脏病、细胞衰老、忧郁症等多种功效。

人们要想活到100岁，还应该少吃肉类。有数据显示，过多食用肉类的人要比其他少吃肉的人容易得某些疾病，如风湿、高血脂、癌症等。况且，从价格角度看，我们是在用最少的钱买最昂贵的健康。

蔬菜是很有营养价值的食物，但在烹调的时候要注意，不要过度烹饪，这样会破坏它们所含的维生素等物质，从而导致营养流失。在保持卫生的前提下，适当地生食蔬菜是有益的。比如沙拉就是食用蔬菜的理想方式，像莴苣、芹菜、西红柿、萝卜、洋葱等，都可以通过做成蔬菜沙拉的方式食用。

你还要多吃各种各样的水果，因为它们富含人体所需的各种元素。水果和坚果都被健康专家认为是最理想的食物。我建议你多吃水果、坚果、谷类、蔬菜、豆类、橄榄、沙拉和蜂蜜等食物，这会使你感觉到活力无限。记住，不要吃白面面包，要吃全麦面包。因为白面在制作的过程当中，营养成分也随之流失掉了。

无花果、李干和葡萄干等也是具有营养价值的食物，但要留住青春和容颜，没有什么能与熟苹果相媲美。我们应该多吃苹果，这对那些有衰老迹象的人尤其有效。苹果富含糖类、有机酸、纤维素、维生素、矿物质、多酚及黄酮类营养物质，被科学家称为"全方位的健康水果"。在古希腊神话中，那些神就是通过吃苹果来保持长生不老的。苹果有预防癌症、强化骨骼、维持体内酸碱平衡、降低血脂、减肥等功效，特别是苹果的抗氧化作用非常强，它能让你拥有年轻健康的肤色和富有弹性的肌肤。

要避免吃香料、辣椒、芥末等过于刺激的物质，吃盐也要适量。特别强调一点，过度摄入食盐会导致静脉硬化、心脏病等多种疾病，并且也会使人早衰。

在注意饮食的同时，你还必须注意喝水，因为人体的80%都是水。为了保持这个比例的稳定，每个人平均每天要喝将近2升水。这个数量可以确保体内有充足的水分，有利于促进血液循环和排出毒素。那我们应当喝什么样的水呢？纯净水，也就是干净、卫生的水。这应该成为我们唯一的天然饮料。决不要喝酒精类饮料，因为酒精会麻痹神经，影响身体机能。可以说它是致命的毒药，因为它会造成我们过早地衰老。过度饮茶和咖啡对人体也有害，它们会刺激人体，就像用鞭子去抽一匹疲惫的马一样，会破坏人体的细胞组织，让人们丧失活力。但是，适量饮茶是有益的。因为茶内含有抗氧化物质、儿茶素、胆甾烯酮、咖啡碱、肌醇、叶酸等多种成分，具有防治龋齿、净化消毒、抑制肥胖、清除肠道、减缓衰老的功效。但茶不可多饮。一般来说，不宜喝浓茶，不宜空腹喝茶，最好晚饭后喝茶。请注意，吃饭的时候不应该喝水，你应该在两餐之间、早上醒来以后以及上床就寝以前喝水。

如果吃饭的时候喝水，水就会稀释体内的消化液，进而影响食物的消化。食物经过适当的咀嚼，不需要再借助水送下去。要学会细细咀嚼所有的食物然后再咽下去。你要多补充纯净、富含营养的食物，但每次不要过量。如果你没有感觉饥饿，那么即使到了饭点，也不要去吃饭，等到自己觉得肚子饿的时候再去吃。如果你感觉食欲不振，就让它休息一下，不要强迫自己去进食，可以喝点水来冲洗体内堆积的未被消化掉的物质。这种情况下24～36小时内不进食对你的身体是有益的，对那些身患疾病的人尤其如此。当然，定时就餐是非常好的习惯。现代人特别是年轻人往往因工作、应酬等诸多原因，导致饮食紊乱，不能定时就餐。这是健康大忌,应该学会慢慢改善。饮食有时、有度、有节制才是良好的、符合健康的饮食习惯。

此外,你更要记住心态对消化器官会产生强有力的影响。因此,心烦意乱、烦躁易怒的时候不要去吃饭,等你克服了这些情绪后再用餐。生气或情绪波动会放慢消化的过程,并可能造成胃肠疾病。只有心情愉快,心境平和了才能去用餐,而且你应该时时刻刻都保持这种心态。如果情绪低落,那么即使最有营养的食物也会失去它的营养价值。请记住,积极良好的心态是保持长寿的关键。

Lesson 10

第10课

沐浴的功效

完整的养生之道，多半还要说说洗澡和卫生的益处。洗澡一方面是清洗毛孔排泄到皮肤表皮的污垢，另一方面是促进皮肤下毛细血管的血液循环。

你或许还不知道，其实皮肤和肺一样，也需要呼吸。人们的皮肤由数百万个细微的毛孔组成，这些毛孔是人类已知的完美的排泄管道。正是通过这些毛孔和排泄管网，人体内的大量杂质和有毒垃圾才能被清理。一旦停止排泄，我们的健康就会出现问题。毛孔完全堵塞或闭合同样会带来严重后果。人们曾经证明，人或动物的身体如果被涂上漆，很快就会死亡。因为这个时候体内的垃圾无法排泄出去，又被迫回流血管，再次毒害人体，所以，皮肤的正常呼吸也至关重要。

很少人知道应该多久洗一次澡才能保持皮肤的清洁，而更多人则完全不洗澡。除了洗掉外界的灰尘和脏东西之外，洗澡还有一个更为重要的目的，我想对这些人说，其实我们洗澡，是要帮助大自然把体内的垃圾排出去，因为这些垃圾一旦在体内堆积就会引发疾病、致人死亡。

正确的洗澡方法如下：

1. 如果你健康状况一般，那么就应该在每天早上或者隔天早上洗个凉水澡，在你做完伸展练习后马上来洗，并且水温保持在大约15℃~20℃左右。洗完澡后你就会感觉精力充沛、神清气爽。

2. 体质较弱的人在早上洗澡时，水温刚开始可以在30℃左右，然后每天逐渐降低水温，一直到适应并能享受凉水澡为止。

3. 洗凉水澡时最好的方法就是把一块搓澡巾或浴巾弄湿以后，快速用力地擦身体的某一部分，然后用毛糙的浴巾轻轻擦干，再继续清洗身体的其他部分。每次要把身体的五分之一或四分之一浸在水中。加点海盐可以加快皮肤的新陈代谢和血液循环，帮助你抵御寒冷。洗澡时，最好是全身赤裸。室内的空气要保持新鲜，但不要直接站立于寒冷的空气当中。动作要快，3~5分钟洗一个凉水澡就足够了。然后快速穿上衣服，这时你就会感觉到一股暖流传遍全身。

4. 温水澡可以数天或每周洗一次。但不要用热水，洗的时间也不要太长，否则对你的身体弊大于利。热水会损耗你的能量，会让你的毛孔张开，促使你的体表血液到达神经中枢，造成身体疲劳。因此，要紧接着冲个凉水澡再擦干身体。记住，无论是温水澡还是凉水澡，摩擦皮肤都是洗澡过程中最有用的一部分。它能够有效地促进皮肤的血液循环，减缓皮肤的衰老，对保持皮肤的弹性和柔滑很有效果。

5. 晚上就寝前是洗温水澡的最佳时间。因为温水可以造成身体的疲倦，利于睡眠。这样，洗完澡后直接上床，你很快就能入睡。

6. 饭后两个小时内千万不要洗澡，否则会影响消化。你还要格外注意保持双脚的绝对清洁。这很简单，天天使用肥皂和清水洗脚即能做到。晚上是洗脚的最佳时间。体内的大量杂质会通过脚底较大的毛孔排泄出来。如果不及时清洗双脚的话，会引起一些疾病。睡前用热水泡脚是非常好的健康习惯。

很多人喜欢洗土耳其蒸汽浴、桑拿浴，以及其他的湿气浴。我不建议大家经常这么做。人活着没必要太过苛待自己，不过，有的人由于放纵饮食而使体内垃圾堆积过多，洗蒸汽浴倒是可以帮助他们排出垃圾，进而预防疾病。但如果你平时已经注意我前面所提到的方法，那就不再需要任何形式的蒸汽浴。心脏不好的人洗热水浴尤其危险。土耳其蒸汽浴是人们发明用来帮助那些不注意饮食卫生的人延缓生命的。蒸汽浴并没有特别适合的人群，也不符合大自然的法则。你如果想活到100岁，并想拥有健康和活力的话，平时你就要注意饮食，别让体内的垃圾堆积，这样你也就不需要什么蒸汽浴了。

牙齿保健

在你注意保持身体清洁的同时，不能忽视牙齿的健康。牙齿健康与否关乎消化机能的稳定。很多人直到失去了牙齿还没有意识到牙齿的珍贵。牙齿的修复同人体其他部位修复和重建的法则是一样的。在餐后、起床后和就寝前，使用质量好的牙刷刷牙就可以了。这个好习惯应该保持到你活到100岁的时候。

头发的护理

头发也需要特别护理。一头漂亮的头发会令你看上去光彩照人。比起其他的面貌特征，头发所获得的光彩和赞许会格外突出。天生油性的头发要勤洗，如果是干燥易断的头发则无须洗得太过勤快。夏季一般隔天洗一次就可以了，冬季可以适当延长。天天洗头不是完全必要的，而且也不利于头发健康。因为洗头过勤会把皮脂腺分泌的油脂彻底洗掉，使头皮和头发失去了天然的保护膜，反而对头发的健康不利。另外，晚上一般不要洗头。因为若不能完全擦干，会造成湿气滞留皮肤，长期如此，会导致气滞血瘀，反而不利健康。冬天的早上也不要洗头，寒湿交加，头部开放的毛孔容易招致风寒，引起头痛感冒，甚至会造成肌肉麻痹。

　　日常按摩会对头发更有益处。正确的按摩方法是：用手指尖向各个方向轻轻按摩发根，以使头盖骨上的头皮完全得到放松。按摩一会儿后用手指蘸点醋继续按摩，这样你的头发就能亮丽而有光泽，一改往日的黯淡。倘若你的发质又细又干，则需要蘸上橄榄油后再去按摩，同样能收到成效；又或者你的发质较粗，就用海盐来代替橄榄油放入洗头水中，待溶解以后再用来洗头，这也一样有效。洗头的时候要注意使用温水和适合自己的洗发液，然后再用干净的温水冲洗，并尽快烘干头发。夏季，洗完以后可以把头发用毛巾擦得尽可能干，然后在阳光下甩一甩头发，直到它完全变干，阳光能够促进头发新生。如果能遵循这些简单原则，并且稍加注意卫生，那么等你庆祝百岁生日的时候，你依然可以拥有一头黑发。

在这里我还想补充说说另外两种延年益寿的沐浴方式：阳光浴和空气浴。人体需要吸入氧气，也需要阳光的滋润。在晨练时享受空气浴是最有益健康的，此时的空气比较清新并且包含负离子，可以激发人体活力，降低疲劳。裸体进行空气浴，能让每个毛孔都呼吸到氧气。不过，不做身体锻炼时就不要进行空气浴，因为静止不动会让人体的温度降低，进而引起毛孔堵塞，让人不幸染上感冒。然而，只要当你的身体处于运动状态，温暖的血液就会从体内传送到体表，抵消冷空气带来的不良影响。只要有太阳你就可以随时晒日光浴，但最佳的时间应选定在早上9点到下午3点，这段时间的光线对人体最有益。

Lesson 11

第 11 课

穿衣之道

既然我们是在谈论保持人体活力的话题,那么所有与之相关的内容、生活方式的优点和缺点我们都要提出来研究,以便让大家知道,无论遇到何种情况和何种事情,都有明确的处理方式和应对措施。因此,这一课,我们就谈谈穿衣之道。

衣服的发明,最初是用来给人们遮羞、抵御潮气和严寒的,而穿着得体的衣服更能为人类带来舒适。然而,不少人却仅仅出于标新立异和追逐时尚的初衷,就去花大钱置办各种对身体毫无益处的服饰,结果,鼓了制造商的腰包,却让自己的身体遭受折磨,变得畸形,甚至感染疾病。衣服应该成为人的仆人,而不是把我们逼成时尚的奴隶。那些服装设计师们在完成自己的设计时,往往忽略了衣服的舒适度,只注重衣服的外部表现。

个人追求着装的舒适恰恰能反映出这个人的独立性和良好审美观,然而,许多人在衣服对人的健康方面却表现愚蠢。他们明知道穿着怎样的衣服有益健康,嘴里却又说道:"这些衣服不是最前卫的款式。"然后,他们马上就会牺牲掉自己的舒适、健康、幸福,来选择一些所谓时尚的服饰。请一定不要误会我的本意,我无意对人类的穿衣风格进行改革,但我不觉得那些和大众穿衣风格背道而驰的人能达到真正标新立异的目的。我的想法无非是想告诉大家哪类衣服对人体有害,哪些衣服对长寿有极大帮助。

很多人在穿衣服和戴饰品的时候容易犯一个错误,就是让这些衣服和饰品拘禁了身体正常的新陈代谢。如果他们知道,多一寸的呼吸空间,就能多一分长寿机会,那他们或许就不会犯这样的无知之错了。由于体内堆积的二氧化碳和部分垃圾只有通过人体的肺和皮肤才能排出体外,因此限制呼吸就会减少人体的活力。所以,要尽量避免给人体的任何部位缠上紧身的带子,这样会阻止体内的血液循环,从而导致静脉曲张。紧身汗衫和背带也会影响人体健康。人们应该多穿宽松的衣服以便让心肺自由运动。不要穿特别紧的衣服,包括裹着脚的鞋、手套、领子、吊袜带、腰带、紧身内衣等。最不利于人体健康,危害甚大的衣物无非是让女人特别容易虚弱不堪的紧身内衣了。这些东西一旦束缚身体,人们就无法进行正常呼吸。不仅身体健康遭到破坏,而且还会失去幸福的家庭。女人的紧身内衣会阻碍呼吸,就像风箱的把手被紧紧缠住一样,大量的空气不能进入循环，人的肺和风箱原理一样，这样就导致呼吸急促，造成休克。紧身衣除了会伤害与各个器官组织相连的肺以外，还会导致消化器官也无法正常运作，进而无法排出体内毒素。体内毒素一旦在胃里堆积过多，就会增加腰部热量，再加上皮肤呼吸不到氧气，肌肉又缺乏运动和锻炼，将引起身体麻痹，让人变得虚弱。大自然从来没有打算让紧身内衣毁掉一个女人，可女人们为什么要自毁呢？很多女人常常背部虚弱，这总离不了紧身衣的缘故。可究竟是什么导致背部虚弱的，让我们来分析一下原因吧。假设把一个男人强健有力的胳膊紧紧捆起来，让他6个月都不能动弹，你想他的胳膊会怎样？6个月后这只胳膊的肌肉将变得松软、脆弱，甚至连几两重的东西都无法举起。人体其他部位的肌肉也是同样道理。你如果想保持器官组织和肌肉的发达，就必须认真地有规律地进行日常锻炼。从现在开始你就不能再穿紧身内衣，如果你这样做了，你会在将来发现这是个明智的选择。同样，每个母亲也都应该为自己孩子的健康着想，因此必须拒绝穿着紧身衣，它固然带给了女人一种美丽，但同时也坑害了女人。为了所谓的"美"而去损害一生的健康，绝不值得。

当你上街之时，穿着又厚又长的裙子也不利于身体健康。裙子太厚会给脆弱的内脏器官造成负担，而裙子太长则会把各种杂质和疾病细菌聚集到一起，并传递到长筒袜和内衣上面，进而由皮肤的毛孔进入到血液里面。衣领过紧会使咽喉受到束缚，进而影响正常呼吸，同时还会影响到上半身的肌肉，让咽部肌肉收缩。又紧又厚的衣领还阻碍了空气的正常摄入，因此非常容易引起咽喉和支气管疾病。

　　正确选择内衣裤也很重要。有的人提倡终年穿毛纺内衣，而有的人则认为应该只穿棉料内衣，我认为这两种做法都不值得提倡。毛纺类的贴身衣服不散热，这在冬天还算理想，可是会阻止人体湿气的挥发，这样一来就会让你置身在潮湿的空气中，这对你的身体有百害而无一益。因为集聚的湿气会迫使毛孔张开，你一旦再度遭遇冷空气就容易感冒，丝质衣服也是如此。亚麻和棉料内衣透气性好，有助于皮肤排放湿气，但却不能很好地储存热量。因此，我建议大家一般情况下可以穿亚麻质地或棉料质地的宽松针织衫，冬天的时候在外面再套一件质地轻盈的毛纺类外套。因为棉料衣服透气性好，而毛纺类衣服则能防止热量的散发。至于非天然的人造织物，那是绝不可以做内衣的。此外，白天穿的内衣晚上千万不要接着穿，你可以把它们脱下以后洗过晾起来，第二天早晨就能晾干。你最好有两套内衣可以随时更换，晚上清洗白天穿过的那套，第二天再穿另一套。如果条件允许的话,把它们挂在有阳光的地方通风晾干,因为阳光可以杀菌。

外套的选择会涉及个人品位,悦目的衣服有助于提升自我形象。但是,我们夏天最好穿浅色衣服,浅色可以反射阳光,进而让人感觉凉爽;而在冬天的时候,我们最好穿深色的衣服,深色可以吸收太阳光,让人感觉温暖。阳光对人体的健康是必要的,裸晒阳光可以增加你的活力。

人体各部分的着装应该合理搭配。需要格外注意,不应把躯干裹得严严实实,使之透不过气。为什么它们更需要呵护呢?因为四肢的血液循环较慢,但面积却相对较大,一旦与外界空气接触,最有可能的感觉就是寒冷,这样体内热量就将大量散发,消耗了人体能量。穿衣过多也会引起疾病,它会阻止人体自由地呼吸空气,同时废物质也无法通过人体的毛孔自由地排泄。而且,穿衣过量也会让人感觉困顿疲乏。

如果你想活到100岁,并且拥有青春活力,就不要让自己秃顶。为预防秃顶,就要遵循上一课讲过的原则,并且不应老戴帽子。如果不是迫不得已要戴帽子,就不应选择那种又厚又紧的帽子,因为这种帽子会阻碍空气的自然流通,让脑部聚集过多的热量。女人很少秃顶,因为她们在绝大多数情况下戴那些质地轻盈、通风又好的帽子。此外，让头发过度暴晒也是不好的，所以要避免过于强烈的阳光。

不要在室内，比如家里、办公室、商店以及工作室里戴帽子。如果你正在遭受掉发的痛苦，那么你更需要让脑袋享受一下空气、阳光和雨水。很多人就是通过这种方法长出了浓密的头发。只要我们能和大自然的步调保持一致，那么大自然就能帮助我们恢复青春和活力。对脱发而言，心境是重要的，过于焦虑和操劳的人，脱发的可能性大得多。另外，频繁脑力劳动之后，一定要适当休息一下。可以按照前面我们所说的锻炼方法，对全身做一下简单的锻炼。也可以用前面所说的头部按摩法，改善脑部的血液循环。

穿鞋也很关键。双脚常常要行使很多功能，它每天驮着我们来来去去。如果穿的鞋不舒服，那么双脚很快就会感到疲乏，进而影响到全身。只有穿合脚的鞋才能保持正确的姿势，姿势一旦不正确就将给你造成额外的负担，带来难以形容的痛苦，对女人来说尤其如此。穿一双舒适合脚的鞋，无论走到哪里都不会感觉劳累。一双合脚的鞋应该紧贴着脚后跟和脚背，脚指头有足够的活动空间，这样走路的时候双脚不会打滑。特别对女人来说，不要穿后跟又细又高的鞋。为了让肌肉正常地发育，那些穿惯了高跟鞋的人应该降低鞋跟的高度，但是要逐步降低，因为突然从高跟鞋换成平底鞋可能会引起双脚的严重变形。

平底拖鞋有益于人体的健康，尤其当你穿着它在屋子里走动的时候。对身体好并且又经济的方式就是准备两三双鞋备换。这样，双脚就不会感觉压力。

走路的时候，不要像许多人那样，把重心落到脚跟。你应该让重心尽量落在前脚掌。如果重心落在脚后跟，将会影响到脊柱的发育，引起背痛和头痛，步态也会不优雅。天气晴好的时候，你可以每天穿着拖鞋光脚走一段路以保护脚后跟，这对身体是大有好处的。

除了注意衣服的得体和舒适外，你应注意衣服的清洁。贴身衣服尤其要保持干净。事实上，你所有的衣服，从上到下、由内到外都应该认真仔细地进行清洁以保持干净，因为这些衣服会影响你的身心健康。一个人的衣服如果不干净，他的身体就不可能洁净，那他也就做不到心明眼亮。

你如果在海边生活，那么你可以脱掉那些阻碍呼吸和血液畅通的衣服，让每一个毛孔自由呼吸。你应该好好利用每一个户外跑步、游泳以及玩耍的机会，让身体得到自由锻炼。换下那些日常所穿的衣服，在户外自然伸展四肢，你就会恢复青春、获得活力。你要记住穿衣的主要原则是，既有益于身心健康又符合个人品位。你不再需要穿那些另类古怪的衣服，简单舒适的衣服才能彰显你独特的品位。

Lesson 12

第 12 课

如何追回逝去的青春

本课是专门针对那些年过 35 岁、开始呈现衰老迹象、丧失生活勇气的中年人的，也包括那些认为自己不再年轻的老年人。我希望我能给你们以希望，你们只要许诺愿意努力，那么恢复美丽的容颜、迷人身材和健康的体魄，借此重获新生就不存在任何问题。

在领受了岁月给你造成的诸多不便和麻烦后，让你又有机会去享受它的快乐，人世间最大的快乐莫过于此。其实，我们往往不必在失去了健康和活力之后才懂得珍惜，这种遗憾不值得。有多少人不想回到年轻健康、活力四射的年轻时代呢？然而，事实已经如此，我们就应着力重塑自己的年轻。

我要强调的是，你们完全能恢复已经失去的青春和快乐，那些因为忽视了人体修复和更新的规律的错误做法，是导致衰老的根源，而你们现在已经对此了若指掌。就像上一课讲过的，衰老的迹象，比如肌腱、关节和肌肉的僵化，脸部和手部皮肤的粗糙，头发没有光泽等等，都是由于营养不合理以及缺乏锻炼和诸多不良习惯造成的。在 35 岁以前，人们往往不加注意这些细小原则，到了 35 岁或更晚的时候，问题出现才追悔莫及。好在亡羊补牢，为时未晚，如果能从此注意起来，合理饮食，适当锻炼，并消除种种不良习惯，那么延缓衰老、重获青春一定可以得到兑现。

由于我们体内时刻都在发生着分子的破坏和重构，我们就得利用这个机会改变自己的身体状况。总是静止不动的话，体内的新陈代谢就难以进行。只要方法得当，体内垃圾能顺利排出，重获新生就指日可待了。

让我们先来分析一下去除体内垃圾的一些好办法。迄今为止人们所知道的最好的东西莫过于纯净水和橄榄油。我在"我们吃什么"这一课中已经讲过饮用纯净水的好处和重要性，尤其在一个人过了 35 岁以后，饮用适量纯净水就更为关键。我们应该在早上起床、两餐之间，以及晚上就寝之前补充水分。但在吃饭的时候千万不要喝水，因为这样会稀释消化液，阻止人体正常的消化。两餐之间喝水就大不相同，这可以帮助你迅速溶解体内代谢形成的物质，让它们更快地排出体外。

要达到这个目的，我们必须饮用纯净水。纯净水是人体获得健康最基本的先决条件，因此人们应该避免喝那些不纯净的水。可是如今，有千百万人天天都在饮用不纯净的水，他们从井、水池、湖泊和河流中取水，这些水往往因为环境污染而含有大量有机和无机毒物，还含有多种致病因子和病毒，对人体非常有害。

大自然中最纯净的水是雨水，但是在那些被灰尘、污垢、烟尘、有毒气体、污水严重污染的工业城市，雨水就变得不纯净了。好在如今的人们能够通过工业方法获取到纯净水，大多数城市的自来水系统都能为我们提供干净卫生的饮用水。可是在一些农村地区，就需要自己谨慎，必要时可以考虑使用桶装的纯净水或矿泉水。纯净的矿泉水指的是包含6～50种矿物质的天然水。

很多人认为水煮沸后就能得到净化，其实这是错误的认识。煮沸的水固然可以杀死部分细菌，但是水中的诸多无机和有机毒物无法通过煮沸消除。因此，简单的煮沸并不能使水得到完全的净化，我们首先应该确保饮用水达到基本的卫生条件。

通过自然饮食的方式得到体内所需的水分，是一种非常好的途径。各种新鲜水果、蔬菜中都含有大量的水分，这些水分是非常洁净的。经过压榨后得到的果汁不仅可以为我们补充水分，而且还能抵御衰老。因此，人们靠水果和食物也是可以补充体液、抵挡衰老的。当然，一般来说，这种方式所得到的水分尚不够体内所需，我们每天仍然需要补充1～2升的水，来满足身体机能所需。另外，我们需要注意喝水的方式，不可操之过急，因为这样才能溶解体内堆积的一切有害物质，这正是我们喝水的目的。

还有一种溶解和润滑功效很不错的东西就是橄榄油。它对于恢复、保持健康是非常有效的。那些体质健壮的古希腊人就广泛地使用了橄榄油。他们把橄榄油、新鲜的空气、阳光和锻炼看成上帝。正如我在本书中其他课里所讲过的，橄榄油除了有润滑和溶解功效以外，还是一种很有营养价值的食物。无论是食用熟橄榄或精炼的橄榄油，还是抹在皮肤上，都能帮助预防衰老，还能让肌肉和肌腱变得强壮柔韧。把橄榄油涂在身上，就像给一台机器加油一样，可以防止机器过度损耗，从而使它轻松自如地运作，并且延长使用寿命。

那些没有用过橄榄油的人可能对我说的这番话没有感觉。我曾目睹过一个55岁的男人长期坚持食用橄榄油、喝足量饮用纯净水，几年以后，他精神更加矍铄，恢复青春和活力，就像25岁的小伙子一样。这只是其中一例，我还可以列出成百上千个通过这些方法让自己恢复青春活力的人，但这不是本书的重点，本书的重点是要教会大家怎样留住青春和健康。

现在橄榄和橄榄油已经成为世界各地日常都能置办到的必需品。你应该每天有一餐或者两餐食用橄榄，这样你的味觉也能得到享受，因为它对人体是有益的。你如果吃不到熟橄榄，也可以购买品牌的纯橄榄油。食用橄榄油有多种方法，你可以在每餐把一大汤勺橄榄油与一点点柠檬汁混合，然后浇在莴苣、芹菜和西红柿做成的沙拉上面。烹饪的时候用橄榄油代替动物油脂也是非常不错的方法。那些吃不惯橄榄油的人必须学着去适应。如果可能，最好每天在烹饪时少加一点橄榄油，然后再慢慢地增加橄榄油的摄入量。

一旦人们不再依赖化学药物去恢复生机，而求助于日常的营养和锻炼，那么人们会发现，锻炼才是真正的长生不老之药。那些在日常生活中采用这些方法的人会发现自己的步伐变得更加矫健，肌肉变得更富有弹性，也能更好地享受生活。药物只是人们不得已才去考虑的方法。而且，一般来说，药物都存在副作用，会给身体造成一定损害，但天然植物药物就好多了。世界上的很多民族都有传统的天然疗法，你可以以其作为健康的有益补充，但决不要成为药物的依赖者。

橄榄油不仅在食用时能增进人体的健康和活力，而且外用按摩也可以带给人们非常不错的提神效果，使肌肤更富弹性。它可以很快被人体吸收，润滑肌肉和人体关节。我还想告诉大家，关节和手指的尿酸盐沉淀过多将引起风湿，因此除了上述做法以外，还应该在每天饮用的水中加入半个柠檬榨成的汁。长期食用蔬菜、水果，可以改善体内的酸碱平衡，使上述病症得到部分缓解。

外用橄榄油的最佳时间是在冲完温水澡以后，用橄榄油按摩身体，每周使用1～2次。用粗糙的毛巾把身体完全擦干以后，再用手指蘸上橄榄油涂抹在身体上，尤其是关节周围。在按摩的时候要尽可能多用力，只有这样橄榄油才会被人体完全吸收。

一些人更乐意让手法熟练的按摩师来为他们按摩，其实最好的方法是自己给自己按摩，这样不仅能好好享受按摩带来的好处，而且也是锻炼身体的机会。你要时刻记着，按摩是为了促进健康、活力和青春，这样的心态才能让你从按摩中充分受益。按摩时要多用力，你要知道，你越投入就越能增强自己的青春和活力。任何练习都能让你生机勃勃，也能让你变得了无生机，这完全取决于你练习时所持有的心态。所以你在任何时候都要活力充沛、积极向上、真心诚意，这样的心态才能帮助你实现自己的愿望。

我现在来解释恢复青春的第三要素阳光，以及接受阳光照射的重要性。绝大多数人不甚明白，甚至忽视了阳光对重振人体活力的重要意义。他们固然知道太阳是一切生命和能量之源，也知道树木、花朵、庄稼的生长都要靠太阳，当他们看着小猫、小狗以及其他的动物沐浴在阳光中，却没有意识到我们也需要阳光。在阳光下散步不仅十分必要，而且散步时你还必须让身体的每一部分都尽可能暴露在阳光下得到享受。如果你剥夺了身体享受太阳光的权利，那么就像草地被蒙上一层厚布一样，彻底断送了草地的希望。看看镜中的自己吧，你会发现身体晒不到太阳的部位经常会毫无光泽与活力。你也许已经习惯了这样的颜色，认为这很正常，但是和那些经常接受阳光照射的人对比后，你就会觉察出其中的差异。

要弥补这些不足，你就要经常享受日光浴。也就是说，你应该脱下自己的衣服，让阳光照射到你身体的每个部位。最开始的时候晒几分钟就可以了，以后一旦有便捷的条件，就要让自己充分沐浴在阳光中，并且逐步延长晒太阳的时间。我建议大家天天都进行阳光浴，当然并不是每个人都能有这样的条件，因此，你更需要抓紧时间来完成。

如果你房间的窗户很大，可以吸收大量的阳光，那么你就不必专门到户外享受日光浴。可如果没有这样的条件，你就要创造条件以便让自己享受阳光。像没有窗户的地方，你就应该想方设法开辟一个窗口，容纳阳光，或者在屋檐和门廊附近搭一个日光浴室，这实际上花不了多少钱。你需要的是让充足的阳光直射到你的身体，并且呼吸新鲜空气。在享受阳光浴的同时，身体还应同时保持运动，这个时候也是进行身体锻炼和呼吸练习的极好机会。三者同时进行，你不仅可以节省时间，也许还能收到意想不到的效果。我必须提醒你，如果你想恢复青春、保持健康，就不要在接触不到充足阳光的地方生活或者睡觉。

除去上面所说，杜绝生活和工作中的不良习惯也非常重要。你不能一方面希望得到健康和长寿，一方面又去损害它。这种背道而驰的方式不可能达到效果。所以，诸如吸烟、酗酒、熬夜、暴饮暴食，都是必须彻底戒除的。同时，保持心境开阔也是健康长寿的前提。心态往往是健康的最大杀手。俗语常说，心宽体胖；其实，心宽同样也体健。调整心态是每一个希望活到100岁的读者都应该首先做到的事情。

对那些越来越觉得自己体力不支的人我只说一句话，

你现在必须采取积极果断的行动来预防早衰。如果你不早下决心，并且马上按照我的方法去做，你也不可能得到恢复。想要获得充足时间享受美好生活的愿望就不可能实现。

Lesson 13

第 13 课

让美丽伴随我们一生

形体美是一种自然美，是大自然的馈赠。形体丑陋多半是因为人们过去或现在违背了大自然的法则所致。人们往往通过比较两个人皮肤的色泽、身体部位的比例和搭配来判定这两个人是否美丽，这样做并不合理，因为这个世界上没有完全一样的人。把一个人漂亮的脸蛋放到另一个人身上，就会产生截然相反的效果，因此真正的美丽是无须特定标准的。

我的目的是要教会大家如何发现自己真正的美并把它完全表现出来，让那些看到你的人都羡慕不已。一个人之所以有魅力，就是因为他具有真正的美，而不是很多人表现出来的那种矫饰伪装的美。有句谚语说得好，美丽只是外表。可遗憾的是，有些美人就是这种徒有其表的美丽，真正的美丽一定是直达灵魂深处的，美丽源自人的心灵而非外表。

因此，你应该拥有一种自然美，一种伴你一生一世的美，即使等到你55岁的时候，你看起来仍然会像25岁那么年轻，当你活到 100 岁的时候也许还会变得更加完美。那种恒久的美丽乃是我们为之努力奋斗的理想，而实现这个理想就得靠你自己。只有毫不犹豫地去遵守大自然的法则，依照我在本书中所讲的方法实施，你才能在百岁时依然魅力十足、美丽不减。

因为真正的美绝对不会转瞬即逝，真正的美只会历久弥香。当你对一个拥有了真正美的人更加了解以后，你就能更多地感受他的魅力。美丽的灵魂总能为你的脸庞添彩，让你处处散发着无法形容的魅力和感染力。

要想拥有真正的美，你就必须养成积极思考的习惯。当积极美好的心态在你心中扎根时，你的面色和面部的整体轮廓就会逐渐发生变化。有的人承认自己可以改变，可并不认为自己拥有这种能力，这说明他还没有意识到心态所起的作用。其实你的整个形体都能发生改变，身体的曲线、脑袋的尺寸和形状、眼睛、脸颊、鼻子、嘴唇、耳朵、脖子等，都会受你的思想和心态的影响而发生相应的变化。

简单的思想或情绪可能不会让你的身体产生显著的变化，但久而久之，你的思想和心态就会影响到你的身体。当你的身体处于更新状态时尤其如此。如果你觉得面部的美丑和你的心态没有关系，那么你可以站在镜子前面，想一想令你感到不快的事情。比如憎恨某人并想实施报复,同时还在嫉妒另一个人,这时看看你那张冷峻的脸,是否还有美丽可言。然后你再想象自己心中充满了爱、同情和宽容,你就会看到你面部的曲线开始变得柔和,眼睛和嘴唇也闪烁着温柔的光芒。心态让你的面部产生如此大的差异,因此这也决定着你能否真正美丽起来。当你继续想着那些不快之事时,你的脸部就会有不愉快的表情;但如果对别人心怀善意和仁慈,那么你的脸部就会不断展现着美丽动人的表情。倘若你永远都能有积极美好的心态,那么你也就能让美丽的容颜永驻。

要让自己看起来美丽,首先你的思想和行为得保持一致。渴望美丽却不落实到思想、语言和行动上,那么你不但不会变得美丽,反而会暴露出虚情假意、心胸狭隘和假仁假义。一旦下定决心在日常生活中处处体现自己的善良、仁慈,你就会惊喜地发现,身边处处都有行善的机会,无论做什么事情,都能得到别人的欣赏和赞扬。爱会让人真正变美,爱就是努力去爱别人和被别人爱,因此向每个你遇到的人表达爱和善意非常必要。你一旦让仇恨、嫉妒、猜忌占据了自己的内心,你就会破坏自己的美丽,并且破坏健康。所以不要想那些龌龊的东西,要像躲避害虫一样避免想到这些东西,不要让不良的心态扩大,因为恶毒的想法也会传染。

如果想拥有最高境界的美丽，那么你就必须认识到，积极的心态会让你体内的分子不断发生运动，使身体不断更新，目标也就更易实现。虽然你现在距离真正的美丽还有一段距离，你也不用气馁、不要放弃，而是要投入更多的精力去改变自己的现状。身体更新的艺术是迄今为止人类所知道的最为高超和精湛的艺术。其实每个人都拥有这种更新自身的力量，只是没有多少人投入注意。一旦他们意识并掌握了这种力量，令人心驰神往的美丽目标就很容易做到。那些懂得秘诀的人，就能为自己创造美丽。

当你看到身边的那些漂亮美人时，你要坚信自己也可以如此，甚至变得比他们更加美丽，因为美丽乃是你与生俱来的权利，你要向大自然争取。遵循大自然法则，你就可以和大自然和解，享受它赋予你的一切。美丽是大自然的无私给予，如果你违背规律，那么你就会失去美丽，记住这个事实会对你有帮助的。

有人说，如果一个人拥有了美丽的心灵，那么身体丑陋也没什么大不了。我告诉你，这样的理解太过片面了，美丽的心灵可以更加衬托出身体的美丽，而心灵必须通过身体才能得到最自然的表达。还有一个重要的事实就是，人们可以通过自己的努力来让自己变得美丽，无论是心灵还是形体、容颜。爱美之心人皆有之，我们应该把追求和保持美丽作为我们的目标。大自然照样可以满足每个人的正常需求，我们追求美丽正说明美丽也是人类自然的需求。它让我们的身心变得更加健康，因为身心如果不健康，我们就不可能变得美丽。一个真正美丽的人不会虚荣自负也不会虚情假意，相反，他能带动身边所有的人，让大家和谐共处，成为大家的榜样，能激励大家为美好生活奋斗。他通常不仅外表美丽，声音也很悦耳、亲切，他温和，特别具有说服力，能让人信服。这里，声音的动听也是美丽的一种体现，如果一个人说话声音刺耳，那么这个人的性格也不会和蔼宽容。同样，一个人说话矫揉造作，那么他不会是一个可以让人信任的人。一个人如果拥有一种好嗓音，那他就相当于一个优秀的艺术家，他将能奏出世上最完美动听的音乐。诚然，有的人恪守"沉默是金"的信条，但只要他们一说话，他们真正的性格也会因此有所表现。如果你在日常生活中认认真真地按照我说的行动，那么，你就能让自己真正地、全方位地美丽起来，你首先必须承认美丽是要靠自己创造的，然后你要坚定不移地把自己的美丽表现出来，而不只是让它蛰伏在体内。心态平衡正是美丽之源。

　　当你学着把自己的想法付诸实践时，你会注意到紧绷的身体逐步得到了放松。好的心态正着手塑造你的形体，乐观积极让你愈显美丽，而悲观消极只能令你丑陋不堪。因此，你必须清楚地认识到良好的心态对身体改造的重要意义，同时也应当更加关心身体的健康。

宣称自己只欣赏灵魂美的人，你看看他们的惨白面色，以及大而无神的眼睛，即使灵魂再美你也不会说他们美。追求灵魂的美也要符合生命的自然规律，这样你的身心才能拥有源源不断的活力。

日常锻炼是培养气质的重要因素。你锻炼身体时的心态也起着关键的作用。越是心情愉悦地进行锻炼，你就越能变得美丽动人，并为身体增添活力。你在锻炼身体时观察一下自己的表情，不要像很多人锻炼身体那样，带着一副紧张痛苦的表情。你不要把锻炼身体看成严肃的事情，而是放松下来，开开心心锻炼，享受锻炼的每分每秒。

如果你在日常生活中遵循了这些指导原则，皱纹是不会轻易爬上你脸庞的，你的形体也不会受到损伤。你要记住，你的身体每天都在发生新陈代谢，你要积极促成这种更新。你要明白你才是身体的主人，下定决心通过努力来实现愿望，坚信自己能够变得美丽。

即使现在你的皮肤和形体已经留下了岁月的痕迹，你也可以通过涂抹纯橄榄油的办法来按摩自己的面部，恢复组织活力。橄榄油可以渗透到肌肤内里,分解体内排泄物,正是这些物质让你的细胞组织硬化部分得到消解,并得以排出。等你把这些物质排出体外,你自然而然地就能拥有柔嫩光滑的脸蛋。良好心态的帮助也会让美丽提前到来。因此,保持良好的心态,会让岁月的痕迹尽快消除而凸显出年轻漂亮的样子来。

如果你是按照我所教的大自然的法则来进行自己的改变工作,只要坚持不懈,全力以赴地进行,你的身体就会发生彻底的变化。几个月以后,你身边的每位朋友都会对你身上显著的变化评头论足。记住,美丽的脸庞和形体可以让你变得越发迷人而散发无尽魅力,进而为你的生命增添活力。到了这时候,你就无须仰仗别的什么工具的帮忙了,因为你已经获得成功了。

Lesson 14

第14课

爱和婚姻让生命更长久

爱情和人的一生紧紧相连，如果我忽视了这个重要课题，那么我所提倡的养生之道就会有些漏洞。浪漫的爱情不仅重要，而且有它实用的一面，具有非常实用的价值。我的这些话可能让你有点摸不着头脑，因此容我向你们娓娓道来。前面几课中，我集中讲解了如何通过个人努力来延长生命。本课我会告诉你，夫妻双方如何共同努力实现长寿。

大家都已经知道思想的力量，也明白意志力同身心和谐的重要作用。例如，当一个人下定决心要实现某个目标时，他马上就能获得动力和能量。那么，假如两个人能和谐一致地为实现长寿努力的话，双方的力量会加倍增长，两个人的力量远远大于一个人。

一个人可以通过自己的努力取得巨大进步，如果夫妻双方都能为获得完美的生活而彼此相爱，热情地通力合作，那么他们取得的进步就会更大。团结就是力量，这话一点不假，特别是相对夫妻而言。我这里并不否定个人努力，个人努力也特别必要。我的意思是，把夫妻双方的力量结合起来，就能够取得更加意想不到的成效。倘若夫妻双方能同时就本书中所提到的养生规律和原则达成一致，那么他们就能更快地取得钥匙，开启长寿之门。思想能产生力量，而爱情产生的力量更加巨大。

如果夫妻双方想从本书中获益，那他们就应共同研究此书，最好能在思想上和行动上达成一致，并共同实践。夫妻间的相互理解、扶持，能使双方都能得到完善。当两颗彼此相爱的心朝着共同的目标努力时，就会产生一股巨大的合力，从而实现既定目标。纯洁的精神上的无私之爱是留住健康和容颜最重要的因素，爱即生命。真爱将改变并塑造一个人，因为爱得越深，就越能为生命增添动力。纯洁的精神恋爱之后再加上正确的生活方式，就能让青春和美丽常驻。爱是生命的基石。女人没有男人抑或男人脱离女人的单独生活都是不完整的。事实上每个成年人都需要找到自己的"另一半"来让自己的生命变得饱和。那些渴望长寿的人就更加需要自己的爱人。男人或女人们都应该学会用最纯洁高尚的方式来表达爱意。

人的一生充满跌宕起伏，而爱情则是这跌宕中的一个依靠，它能影响到我们的健康和幸福。

在正常婚姻生活中，夫妻间这种爱的磁力可以为彼此增添活力，进而促进双方身体的更新。当双方达成共识，齐心协力为保持长久青春和活力共同奋斗，这种磁力就会得到增强，他们的目标就肯定能够实现。现代社会，还有许多人改不掉对性关系的狭隘认识和理解，认为性就只是肉体交融，却忽视了另一层更为重要的意义。无论男人还是女人，他们体内的分子组成都有自身的特殊性，这些特殊性将影响到双方身体的代谢和更新。

那些不曾好好利用大自然赋予之力量的男人或女人理解我说的话会变得很困难。然而，运用自己力量的人却不会这么觉得，他们懂得如何从婚姻生活中受益。夫妻双方间力量的交换，会让彼此在精神上更加吸引、具有魅力，而不只是停留在肉体的接触。纵使他们因为一些原因要远隔千里，可彼此间力量交换的过程依旧不会停止。理解了这种更高层次的力量之后，你就会发现无论是给予别人爱，还是收获别人给你的爱，都能为双方带来力量和快乐。请你一定不要忽视这样一个重要事实，思想具有神奇的力量，它虽然不借助语言的改造，却可以让你的生理发生巨变。当你做一件事时，如果你的心中充满爱，这种完美心态会让你的脸庞看上去既美丽而又充满活力。所以只要不断表达心中的爱，你的整个人生就会焕然一新，你的力量也会不断得到增强。既然我们的心态都会在我们的形态和脸庞上表现出来，那么我们就要追求最高形式的爱——真爱。

不同年代、不同阶层的人们都从生理角度探讨过男欢女爱的意义。一些人认为只有克制生理欲望，人生才能真正趋于至高无上的境界。这种观点基本不符合大自然的规律，因为生命在于运动而非压抑。试图压抑人的本能就会造成压抑生命本身，让生命变得脆弱。本文中的这些指导方法正是要提醒人们改变从前的错误观念，让他们能够重新认识自己所拥有的力量，能够活力四射。人类要靠本能延续生命，压抑和摧毁本能无异于自相残杀，这和人类的文明进步背道而驰。也有一些人错误地觉得男女间的性行为，只具有传宗接代的意义，只是为了延续香火，别无他用。另外，成百万人则认为性的本质纯粹是为了满足人们一时的欲望。可在我觉得，我们应当正确看待性的作用，既不能压抑，也不能纵容。我们常说人体各个部分都有用途，这话并无半句虚言。人体进行各项活动，无论是工作还是娱乐，都应该为自己带来快乐，没有谁的身体只能从事单一活动，这正是大自然的巧妙之处。大自然让人体的每个部位都有特定的用途，所以我们各个功能和器官的活动才能得到发挥，我们才能享受到最大的乐趣。而性也是其中一种，让性为人类带来精神愉悦，也原本是大自然的一种意图。

　　你需要记住一个重要事实，对性的力量不应狭隘理解，人们婚姻生活需要润滑和调剂。通过这种力量孕育孩子，产生爱情，以便让婚姻生活更加滋润和美好，这亦是性的目的之一。而第二个目的的实现超越了肉体结合本身，正如我前面所言，完整的人生仰仗于夫妻的共同努力，而实现它需要夫妻配合默契和谐相处。一旦夫妻双方达成一致并付诸行动，一切对于他们而言，都只是小菜一碟。

　　大量数据显示，结婚的人要比单身的人寿命更长。另一个数据则显示，夫妻双方即使不太注意自己的日常行为，或保持婚姻和谐，他们的寿命依然较单身者要长。然而，要是夫妻双方开始注意婚姻生活的融洽，相濡以沫，他们的寿命不就会更长了吗？长寿的基本要素就是要不断地激励自己生活。在真爱的影响之下，生命会呈现绚烂的色彩。有爱就有生命，就能获得美丽和幸福。你的情绪会直接影响身体变化，加速或阻碍血液循环。爱情的力量是强大的，它对长寿起着关键作用。事实已经证明，爱是足以让身体得到重新塑造的。过去甚至现在，人们最容易犯的错误就是把爱情和婚姻看成转瞬即逝的东西，而不加珍惜，因此到了垂垂老矣时，他们才后悔莫及。现在，不管你年轻还是年长，都要追求幸福的婚姻生活，这样你的身体状况才会得到恢复。保持年轻向上的心态，别老是摆出一副老气横秋的模样，爱身边的人，珍惜大自然的力量，理解爱人，通过言语和行动来互相激励，你们的婚姻就会赢得肯定。即使你过了结婚的年龄，仍然没有找到心中所爱，也不要自以为毫无希望结婚，你应当改变这种偏见。你可能对婚姻生活不存幻想，沉溺并"存在"于自己的"单身"生活里，自甘堕落，那么从现在起，你就要以纯洁、丰富的方式来表达你的爱。我说"存在"是因为如果没有爱，那就不算真正的生活；没有爱，一个人就将失去创造力，变得消沉，被死神锁定。

不管能活多久，都要让自己成为有丰富感情的人，心中装满了爱，这才是大自然安排你出现在这个世界上的初衷。不管你已单身多久，现在都要开始追求有爱的幸福的婚姻生活，这样青春和活力才会回到你身上。

当我向你解释这一正确的生活方法后，你就应当认识到一种责任，追求美满的婚姻生活，生育子女。而后，耐心教导自己的孩子，让他们始终充满朝气，而不是迅速成熟，以至于他们提前衰老。不要等到孩子出生后再去培养他保持活泼的能力，从怀孕期就应开始。孩子在出生前，父母对他的影响是至关紧要的。这个时候，父母生活的态度和思想会在很大程度上激发胎儿发育，父母的思想会塑造一个孩子的性格。孩子日后会怎样完全取决于父母。父母应该创造最适合孩子生活的条件,让孩子健康成长。教育孩子时,不要用你那些消极的生活态度来影响他,你似乎是在帮助他,可同时你也伤害了他。当你看着他们成长时,你会发现自己的疏忽大意给孩子带来了怎样巨大的不良影响,同样也能看到由于自己认真细心,孩子变得特别聪明伶俐。在引导孩子正确生活的同时,你自己也能收获许多。

Lesson 15

第15课

避免突发事件

从本书一开始，我就在反复强调保持青春、健康和美丽，然而，如果遭遇突发事故，我所提供的关于长寿的秘诀就会失效，你也许就活不到 100 岁。每年因为突发事故身亡的人不胜枚举，不管是车祸、疾病还是其他什么原因，他们早早就结束了生命。然而，这一切原是可以避免的，这一课，我们就讲讲如何避免突发事故。

大自然其实在我们面对危险时给过我们警告，这是一种保护本能。看看你周围，很多人在进行最简单的活动时都让自己承担风险，更不用说那些从事机械、建筑、制造的工人们了，他们无时不遭到意外伤害的侵袭与威胁。如果能提前设想自己周围的潜在危险，那么在你身上发生突发事故的概率将会大大降低。可是，究竟通过什么方法来进行自我保护是最有效的呢？其实，我们每个人的体内都存在一种力量，可以在某种程度上保护自己免于受到伤害。只要人们能把这种力量完全挖掘出来，他就能得到这种力量的庇护。

如果你怀疑这一点,你不妨在一条车辆众多的马路上站一小时,看看自己是不是听到了内心警告。没等你置身车流,一个明智的声音就会来警告你,过马路危险,你必须等车辆行驶缓慢,或者走斑马线。虽然你没法用语言来描述内心这种警告,却每次都自然而然地听从它的命令。也就是说,听从内心警示已经成为你的固定习惯,和你的生命紧紧相依。有些人说,这是因为理智做出的正确的选择,事实绝非如此。通常,在紧急关头,你根本无暇顾及思考,更不能马上就权衡利弊,一旦你拒绝服从内心声音的调遣,你就会处于危险之中。实际上,趋利避害的本能是我们天生具有的,你不能忽视。

这种警觉意识通过你的大脑传达至身体各处,因此我们依然可以看出思想对于身体的掌控力多么巨大。人的思想会因为接触生活的各种状况,四处拓展,进而搜集了许多让我们特别安全的办法。如果我们能及时注意大脑的指令和警告,即使遇到最大的危险,我们也能安然无恙。可如果我们莽撞行事,对这些警告置若罔闻,我们的生命就岌岌可危。我们把这些事故称为突发的,事实上我们应该把这些事件定性为可避免的。

避免突发事故的要诀在于让你的思想控制身体,培养自己敏锐的心理本能。听从内心召唤。一旦你的内心告诉自己某次旅行将遭遇危险，你就应当果断放弃计划。推行这个原则到你生活的每个角落，你会一直平平安安。我不是让你对任何事情都产生警惕，或因此生成恐惧和时时的小心翼翼，我的目的绝非如此。我的意思是说，应该在所有的时候都保持内心平和与适度谨慎，这样你就能随时听到内心警示。记住，恐惧和极端心态对生活和身体都会产生危害，当你的思想无法控制身体时，你就会遭遇危险。因此要避免极端心理去伤害身体，比如争吵、仇恨以及不安情绪等，这些潜在的心理风险会荼毒身体。这些极端的心态之中，尤其是愤怒和兴奋，会破坏你的感觉器官，造成危险来临。如果你把注意力集中在错误的思想上，不管这个思想真实与否，都会破坏你的感知力，你的脚步会变得踌躇不定，手开始颤抖，心脏的跳动变得毫无规律，甚至呼吸也受到了阻碍，这时的你就居于巨大的危险包围之中。此时，遭遇突发事故的可能性就会大幅提升，因为你的感觉已经失去作用。

　　平和心态会大大提高你生活的安全系数。当你保持内心平和时，大脑就会发挥警戒作用，要坚强果敢，摒弃包括愤怒在内的压抑、恐惧、嫉妒、烦躁、沮丧和忧郁等各种恶劣情绪。你有权利成为身体的主人，发挥自己的主观能动性，就可以保证自己的安全。等你培养起自身的这种力量后，保护自己就可以不费吹灰之力。你的力量来自于沉着冷静和泰然自若。

你应该记得自己体验过的危险经历，当你要执行某项计划时，你内心发出的警告告诉自己需要变更计划，一旦你听从内心的警告，你就躲过了一次灾难。所有的人都能收到内心的提醒，因此躲过一劫；而有的人则反其道而行，未免留下伤痛的回忆。这种出自大脑的敏锐的直觉力需要在你的日常生活中培养和锻炼，如果你忽视这种能力的培养，你的安全就得不到保证，生命岌岌可危。那些时常感觉紧张、恐惧的人就是没有好好利用这种能力的人，因为他们害怕自己进行的每一项活动，让自己内心承担过重的压力，以致混淆了担忧和内心发出的真正声音。要听到你内心的声音，你就必须保持沉着冷静，约束自己，就像在波涛汹涌的大海上你根本无法察觉微波涟漪，可如果是在平静的湖面上，你很容易就能看出端倪。人的内心也会有这样的涟漪，只有当你内心平和，你才能感觉到，让自己免遭危险袭击。

避免突发事故还需要注意一点，就是具备对一些基本常识的认识和理解，不要跟随那些头脑容易发热、情绪躁动的人做事。没有经过专业训练，绝不要参加任何危险的竞技运动，否则你就是拿自己的生命冒险。不要为了一己私利或兴趣去摸枪，或者屠杀小动物。你要懂得欣赏大自然的美丽而不是破坏大自然。你仍旧需要一个积极健康的心态，对大自然的馈赠充满感激。只要向世界传递和平与友爱，最终你也会获得和平与友爱。

Lesson 16
第 16 课

毕生都要坚持的健康准则

在前面的课程当中，我已逐一解释了养生之道的各种办法。本课里，我将概括其中的一些基本要素，以便大家形成一个整体形象，并且方便以后迅速查找。

首先，对我谈到的诸多原则和方法，你需要投入一定时间来进行实践，可这远远不够。要改变你的生活方式，提高生活质量，你需要逐步培养新习惯，譬如让自己的生活方式变得更加洁净和健康，你原先用于早餐的时间，现在可以用来进行呼吸和身体锻炼。等你适应了新的生活方式并培养了新的生活习惯后，你会发现你以往的盲目生活是极其错误的，不仅损失你的宝贵时间，也让你变得愈加苍老。

记住下面这些要点，你就可以健康长寿：

◎清楚地认识到，身心与大自然的和谐相处是长寿的一个秘诀。

◎活到100岁，只消你坚持不懈地践行文中的各种原则和方法。

◎摒弃坏习惯，让好习惯改变你的生活。

◎良好积极的心态会让你的年轻美丽提前到达。

◎坚信自己的身体是在不断更新，没有愈加衰败。

◎集中精神、全力以赴会比漫不经心、漠不关心的做事态度收获更多。

航向关心

◎按照第4课所讲的，磨炼心志，设定人生目标，不要让自己这艘大船失去舵手，而迷失生活的航向。

◎选择呼吸新鲜空气，会比待在污浊的房子内要有益得多。

◎培养正确坐姿和行走姿势，通过不间断的日常锻炼，让自己肌肉发达。

◎每天至少散步一次，合理安排时间。

◎如果你患便秘，无论是慢性急性，都应该按照第7课中的治疗办法进行锻炼。

◎早上做完身体和呼吸锻炼后，马上洗个凉水澡。每周还应选择洗1～2次的温水澡，时间最好安排在晚上就寝前，并让身体多晒晒太阳。

◎保持营养均衡，不过多摄入食物，饮食适当，不让身体过度受累，选择易被肠胃消化的食物。少吃肉，多吃蔬菜和水果，不吸烟、喝酒或饮咖啡，注意适量和正确饮茶。

◎每天饮水 8~10 杯。吃饭时不喝水，可以选择两餐之间适量喝水。

◎如果觉得自己呈现衰老迹象，建议使用熟橄榄或橄榄油做食用油，或在睡觉前用橄榄油按摩身体。

◎每天至少吃一个新鲜水果，弥补体内水分流失。

◎食欲不振时，不吃东西，12~36 小时内不要进餐，不要吃药或者通过服用其他刺激物来引起食欲。

◎掌握放松身体的秘诀，进而随时调节情绪，避免不必要的紧张状态。

◎保证每天至少 8 个小时睡眠时间，如有需要，可以延长，并保证自己的睡眠质量。

◎穿着要舒适得体，不应过紧过松，或者显得累赘。

◎注意个人卫生，让心灵纯洁美好，以便自己能获得最高层次的自然美。

◎追求幸福的爱情和婚姻，让自己成为一个乐于奉献的人，并在婚姻生活中演好自己的角色。

◎夫妻双方应就生活目标达成一致，相濡以沫，彼此扶助，互相激励。

◎学会保护自己。培养自己敏锐的直觉力，避免突发事件对自己的伤害。

◎注意体内新陈代谢过程，相信这个过程是对自己的衰败身体的改造。

◎思想掌控身体。

◎恒久的健康的获得，需要同大自然一道通力合作。

◎经常阅读这些课程，温故而知新。

在本书中，我自始至终都把活到 100 岁作为一个非常具有可行性的目标，这是为了让你明白实现它并不需要耗费太多心血。只要坚持不懈，每天匀出一点适当的时间来练习，你总可以实现这个简单的愿望，甚至超过 100 岁，永远享受青春带给你的无上荣耀和幸福。

图书在版编目（CIP）数据

人人都能活到100岁 / （美）赛格诺著；胡彧译．—北京：现代出版社，2016.5
ISBN 978-7-5143-4019-8

Ⅰ.①没⋯　Ⅱ.①赛⋯②胡⋯　Ⅲ.①保健－基本知识　Ⅳ.①R161

中国版本图书馆CIP数据核字（2015）第252034号

人人都能活到100岁

作　　者	［美］A.维克多·赛格诺
译　　者	胡　彧
责任编辑	崔晓燕
出版发行	现代出版社
通讯地址	北京市安定门外安华里504号
邮政编码	100011
电　　话	010-64267325　64245264（传真）
网　　址	www.1980xd.com
电子邮箱	xiandai@vip.sina.com
印　　刷	三河市金泰源印务有限公司
开　　本	880mm×1230mm　1/32
印　　张	5.75
版　　次	2016年5月第1版　2016年5月第1次印刷
书　　号	ISBN 978-7-5143-4019-8
定　　价	29.80元

版权所有，翻印必究；未经许可，不得转载